用好習慣
打造易瘦體質

減重，不是靠意志力，
是要提高基礎代謝

推薦序

　　第一次遇到瑞玲的時候，給我的第一印象並不是因為她是有名網紅或是醫藥記者，而是『積極求證，打破沙鍋問到底的精神』。對於任何一個臨床問題，皆秉持著醫學最新的教育模式―實證醫學EBM（Evidence Based Medicine）的方式求證。使得身為瑞玲主治醫師的我，倍感壓力。回答其問題皆用證據所佐之實證醫學回答，她才會滿意。

　　平時瑞玲對於任何有興趣的臨床問題，做法積極到如同我們醫藥學之父―神農氏嚐百草的精神，自己貫徹身體力行後，再以現代醫學的檢驗檢查模式，來驗證其觀察到的身體狀況。所以瑞玲的新書《用好習慣打造易瘦體質》一完成，自己欣然樂於拜讀與討論，並執行寫序的重責大任。

　　新作以實證醫學及身體力行之符合醫學科學證據的角度深入淺出呈現她的經歷，讓讀者感受「花開蝶自來」之精髓，故在此樂於推薦瑞玲的新作。

國防醫學大學醫學院教授　林永崇

民國114年7月16日

推薦序

減重,絕對不是比誰能撐得久、挨得餓,而是看你能不能「用正確的方法和態度跟自己的身體好好相處」。

這本《用好習慣打造易瘦體質》,我看完只想說一句:「瑞玲姐真的給了滿車子乾貨,不雞湯也不摻水,談及了中藥減重、西醫藥物減重、天然食材減重、正確的飲食態度與觀念」。

很多人減肥失敗,是因為把減重當成折磨,其實重點是建立習慣,瑞玲姐教你學會聰明吃、對的時間吃,身體就會乖乖燃燒脂肪。

這本書不只是減重工具書,更是一本讓你從「厭世減肥」變「享受生活」的實用指南。

想瘦,又不想痛苦?從這裡開始,就對了。

白袍人生學院創辦人　**張益豪** 醫師

作者序

這一次，我沒有再復胖
從壓力型暴食到逆齡健康，我用自己的方式成功減重

▶ 六年過去，我回來了，也改變了

從 2019 年出版第一本《不用餓肚子，五週瘦10公斤》開始，到現在已經是六年後的我了。

這六年過得不算輕鬆，但也充滿收穫。不是因為我一直都維持在巔峰體態，而是我終於真正學會了：怎麼面對自己的體重、身體，還有生活。

▶ 美食工作者的減重困境：我也不是完美的

說實話，我並不是一個一直都瘦的人。這六年來，我的身材曾經像溜溜球一樣上下波動，尤其是在壓力大的時候，暴食、報復性進食、失控的飲食模式，還是會不小心回來敲門。

身為醫藥記者，還經營著「瑞玲姐　醫藥美食記者王瑞玲」的 YouTube 頻道，我經常受邀到台灣各地，甚至遠赴日本去品嚐美食——這些被大家

稱為「羨慕的差事」，其實在減重這條路上，是最難控制的誘惑與挑戰。

你想想，每一餐都是燒肉、甜點、壽司、在地小吃，怎麼可能還維持理想體態？

於是，吃完後我就開始想「快速減重」！節食、斷醣、拼命運動、吃減肥藥、喝代謝粉⋯⋯這種惡性循環，讓我的身體壓力指數飆高，壓力荷爾蒙失調到甚至檢查時幾乎測不到。那一刻我才真的意識到：**減重，不能再這樣玩命操作了。**

重新翻開我自己寫的書，再一次拯救自己

我開始回頭看我自己寫的第一本書。我重新回到那五種方法——戒糖、減醣、多喝水、7分飽、7點半前吃晚餐，提醒自己「不用餓肚子」才是我原本要傳達的精神。

我把飲食習慣調整——不是少吃，而是吃對。

- 早餐變得很豐盛，甚至是兩人份的「早午餐」：以蛋白質與蔬菜為主。
- 晚餐我還是跟家人一起吃，但份量變少了，因為前面那一餐已經讓我撐很久。
- 白天喝水、喝無糖茶、不碰含糖飲料。

吃進去的食物不再讓我發炎，而是讓我充滿能量。當我重新建立起這樣的飲食與生活節奏，我不但沒有餓肚子，還真的再也沒有復胖。

不是靠意志力，是靠策略和理解身體

我是一個講求實驗精神的醫藥記者，對我來說，這不只是減重，是我對自己的身體做研究。

我嘗試過抽脂、瘦瘦筆、減肥藥，甚至吃過宣稱「天然無害」卻其實會傷肝傷腎的保健食品。

每一種方法，我都親身試過。然後失敗、然後復胖、然後更累。**最後成功的方式，其實就寫在我六年前的那本書裡。**不是靠意志力，也不是靠痛苦節食，而是靠對的飲食邏輯、低升糖指數的食物組合、高蛋白、好脂肪、足夠纖維的飽足感，外加適合自己的運動及補充營養素。

從病床走回來，靠的不只是醫生，也靠我自己

2024 年 9 月，我的人生出現一場重病突襲。那段時間，我以為自己再也回不來了。

特別感謝三軍總醫院熱帶感染醫學科副院長林永崇醫師，和再生醫學權威周孫立醫師，他們聯手幫我穩定病況，也引導我透過生物科技與再生醫療，從體內重新建構健康狀態。

我開始進行細胞修復療程，使用外泌體技術重啟代謝；我配合自己的飲食系統、排毒方式與心理療癒，慢慢恢復健康。

全身健康檢查顯示：**我的實際代謝年齡只有 24 歲。**

雖然我已經 58 歲，但生理狀態比我年輕時更健康、更穩定也更「懂自己」。

❯ 這不只屬於我，粉絲和朋友也一起成功了

我不是一個人在做這件事。這幾年來，不只是我自己，我身邊的朋友、甚至是粉絲，只要願意照著我教的方法去做，真的都瘦下來了，有人五公斤、有人十公斤以上，而且至今沒有復胖。

他們會傳訊息跟我說：「謝謝妳，原來減重真的不用餓肚子。」

這種回饋讓我更確定，這不是一套理論，而是一個可以被複製、可以被堅持的生活方式。

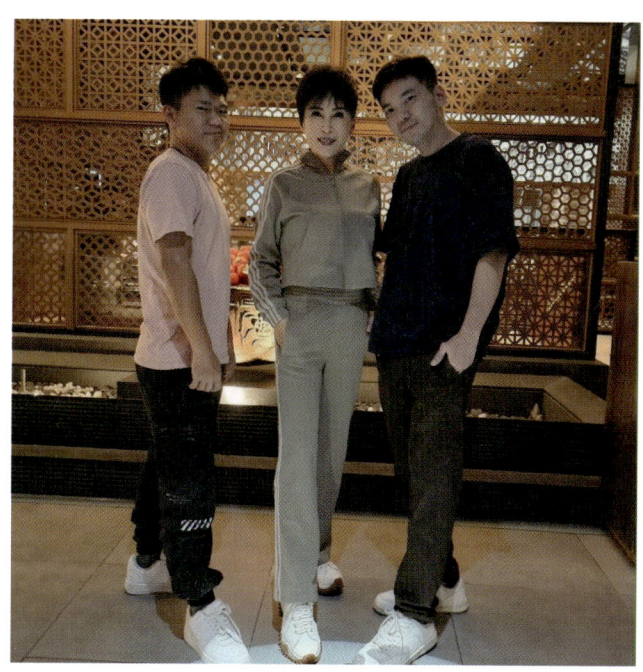

● 跟著我一起用這本書減重的好朋友—貴廚，和見證這一切好朋友 DJ 森林。

真正的減重，是掌握自己的人生節奏

減重不是瘦下來，而是重新掌握你的人生。

這本新版書，我不只告訴你要怎麼吃，還會帶你理解「為什麼這樣吃才對」：

- 義大利麵、庫斯庫斯這類看起來像澱粉，其實只要冷藏、正確搭配，就可以穩血糖、抗發炎。
- 馬鈴薯不是敵人，只要煮熟放涼，就變成飽足又幫助腸道健康的抗性澱粉。
- 早餐如果搭配優質蛋白＋好的油脂（像酪梨、堅果、無糖優格），不僅更有飽足感，還能控制食慾。
- 有些人胖，是因為壓力型暴食，這就需要透過飲食來穩定血糖，讓大腦不再分泌「想吃」的訊號。

如果你曾經放棄，這本書會讓你重新相信

如果你也曾說「我真的試過了，但還是沒用」，那我想告訴你：「不是你不行，是你還沒遇到對的方法。」

你會在這本書裡，看到非常生活化的章節安排，有點像跟朋友對話——

- 「宵夜怎麼辦？」
- 「我就是嘴饞啊！」
- 「我一忙就亂吃，怎麼調整？」
- 「我根本沒時間運動！」

我全部都會回答你,用實話說出解決方法。

你不需要完美,但你需要願意開始。從改掉晚餐太晚吃、從減少暴飲暴食的頻率、從補充你真正缺的營養素開始,==五週瘦十公斤,真的不難。==

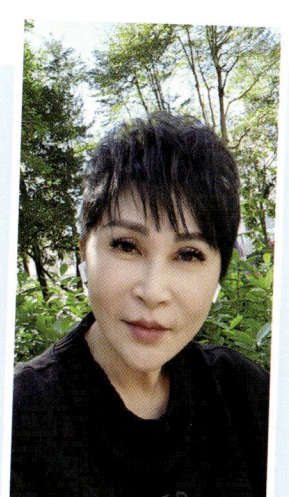

給你的一封信:
這次我們會一起成功

我們都知道減重最難的是「維持」。這本書不是讓你速成,而是教你怎麼「讓減重變成一種新的生活習慣」。

我不會說你要變成誰,只想讓你相信:==這次你會成功,因為我也走過那段最痛的路。==

親愛的你,如果你願意,就從今天、這一頁開始。我陪你一起,用不餓肚子的方式,瘦得健康、瘦得漂亮、瘦得回到你最喜歡的那個自己。

2025年,在成為更成熟、更勇敢的自己之後,==「現在的我,不再和體重戰鬥,而是和自己的身體和平共處。」==

資深醫藥美食記者

王瑞玲

2025

目 錄

推薦序 002
作者序 004

PART 1 ｜吃對才能瘦：5 週不挨餓瘦身計畫啟動！

01　戒糖：戒掉這個壞朋友，人生真的會變好！ 014
02　減醣：別再怕醣！選對「好澱粉」，才是減重的致勝關鍵 023
03　多喝水：水喝對了，體重就自己偷偷掉！ 027
04　餐餐七分飽：讓你瘦得剛剛好，精神體力還變超好 033
05　晚餐別吃太晚、別吃太撐：瘦身才會更輕鬆！ 036

PART 2 ｜不是你吃太多，而是「默默吃過量」

06　你想到的生活習慣，決定你是胖是瘦 044
07　斷食和減餐都不能幫你減重 047
08　學會吃正餐，體重順利下降 049
09　「分享」易瘦，「獨享」易胖 056
10　每晚睡足6至7小時，讓瘦體素幫助身體燃燒脂肪 061

PART 3 ｜挑對東西吃，開心瘦到對的地方

11　吃出易瘦體質：蛋白質、好油、彩虹植化素，一樣都不能少！ 066
12　嘴饞救星！吃對堅果與澱粉，小點心也能助攻減重 071
13　吃對油更能瘦！破解防彈咖啡、生酮與高蛋白迷思 075
14　彩虹飲食：越繽紛，體脂降得越輕鬆！ 077
15　喝氣泡飲、碰酒精，都是肥胖的催化劑！ 081
16　換個方式吃飯，順利突破停滯期 083
17　選對主食，不必餓肚子也能慢慢瘦！ 085

PART 4 ｜減重路上，需要一點安全又有效的輔助

18　當身體「進入省電模式」，你需要一點幫助 090
19　選對輔助保健食品，讓瘦身更順利！ 093
　　（包含：白腎豆、藤黃果、CLA等說明）
20　減重藥物總整理與合法資訊公開（附表格） 096
21　瘦瘦筆的真相與副作用解析 097
22　我怎麼靠營養素與科技醫療，幫自己穩定代謝？ 099

PART 5 ｜別吃壞了身體！減重食品的真相與陷阱

23　減重保健食品暗藏危機？這些違規中藥材可能讓你瘦卻更傷身！ 104
24　健康減重，選擇安全成分很重要 108
25　市售熱門產品大揭密：哪些不建議、哪些能幫助你？ 111
26　為什麼「天然」兩字，不能保證安全？ 112

PART 6 ｜高纖又低糖的營養瘦身餐

◆ 全麥低脂雞蛋沙拉三明治 116
◆ 香辣叻沙鮮蝦雙椒炒 118
◆ 桂筍嫩絲清炒里肌盤 120
◆ 義式香料菠菜豬絞貝殼麵 122
◆ 酪梨莓奶高纖燕麥碗 124
◆ 紅醬蕎麥高纖肉醬義大利麵 127

【附錄篇】

27　瑞玲姐的日常兩餐時間表 131
28　飲食×運動搭配小撇步 133
29　我的保健食品補充清單 136

PART 01

五週變身計畫，從戒糖開始甩掉10公斤！

你是不是也有這樣的煩惱：
褲頭越來越緊、裙子拉鍊拉不上、
自拍總要喬角度才能遮住下巴和肚子？
別急，其實減重沒那麼難，
關鍵只要一個字──「戒」。

　　沒錯，減重的第一步，不是餓肚子、不是跑馬拉松，而是從戒掉「糖」開始。各種甜飲、蛋糕、餅乾和手搖飲，只要你能忍住嘴，脂肪就會乖乖離開你！

　　你可以喝水、吃飯，但絕對不要喝糖水、吃甜食。糖是造成肥胖的元兇，也會讓皮膚暗沉且加速老化，讓你看起來比實際年齡老5歲！

　　只要戒糖，你會發現自己不但瘦得更快，連精神、膚況、體力都變好了。接下來，讓我一步步帶你走進這個「不用餓肚子也能瘦」的五週飲食計畫，告別大腹婆、大象腿，讓你變得更輕盈、更年輕！

1 戒糖

——戒掉這個壞朋友,人生真的會變好!

▶ 減重的第一步:不是運動,不是節食,而是戒糖!

擺脫大腹婆、大象腿的第一步,也讓你變得更年輕!

減重時,什麼水都能喝,就是別喝「糖水」;什麼東西都能吃,就是別碰「含糖食物」!

糖,是造成肥胖的頭號元兇,也能是讓皮膚快速老化、體力下降、內臟堆油的罪魁禍首。減重的第一步,就是戒掉所有含糖飲料與甜食,否則不論再怎麼節食、運動,效果都會大打折扣。

這不是流行口號,而是無數研究與臨床經驗的共同結論——**只要你成功戒糖,減重就已經成功了一半。**

說真的,很多人問我:「要怎麼開始減肥才會成功?」我一律回答:「先戒糖,再說其他的!」

因為糖,就是你身上大肚腩、大腿肉、浮腫臉、爛皮膚的最大元兇。你不信的話,去翻開每年健檢報告的紅字,再照一下鏡子,看看膚色、毛孔、精神,最後再看一下你最近吃了什麼,十之八九都有個共同點—吃

太～多～糖。

　　==戒糖，對嗜糖成癮的人來說是件非常難做到的事==，但卻是==減重非常關鍵的第一步==！

　　我曾經每天要喝兩杯手搖飲，而且還是加料那種——什麼椰果、珍珠、寒天都來，有時還加黑糖、芋圓，心情不好再來個奶蓋！吃甜的，真的會讓人開心，這我知道。但那種「開心」很短暫，後面接著來的，是肚子的脂肪、臉上的粉刺、還有你褲子扣不上去的尷尬。

◆ 戒糖到底有多難？像在跟最愛的人說分手……

　　戒糖最難的不是嘴巴，而是「心」。你會覺得每天少了點什麼，嘴巴無聊、下午沒精神、壓力一來就想吃甜的。這不是你意志力不夠，是糖這個壞朋友太會黏人。

　　每次看到TLC頻道的《沉重人生》節目，你會發現那些體重破百公斤的人，幾乎都離不開糖。他們不是在喝可樂、奶昔，就是啃甜甜圈、冰淇淋、巧克力，手停不了、嘴也停不了，然後身體就慢慢撐不住了——高血壓、高血脂、糖尿病、心臟病、甚至是腎臟病，一次都來報到。

　　最可怕的是，糖會讓你「看起來」比實際年齡老很多。美國皮膚科醫生曾研究指出：過多糖分會讓膠原蛋白斷裂、皮膚鬆弛、彈性不見，皺紋就會跑出來！你以為你是35歲，結果照鏡子像45歲。==但只要戒掉糖，就可以在短時間之內讓皮膚變得緊緻和細緻！==

　　當醫師讓這些患者不再碰糖後，體重和體脂肪開始急速下降，人也不再顯老！所以只要你肯先從戒糖開始，==皮膚會變好、體重會下降、體脂也會跟著掉==，而且外表真的看起來會比實際年輕許多。

用好習慣打造易瘦體質

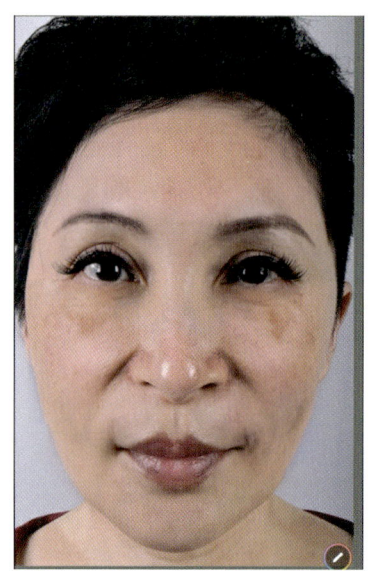
● 歲月不是讓人老化的殺手，而是糖。

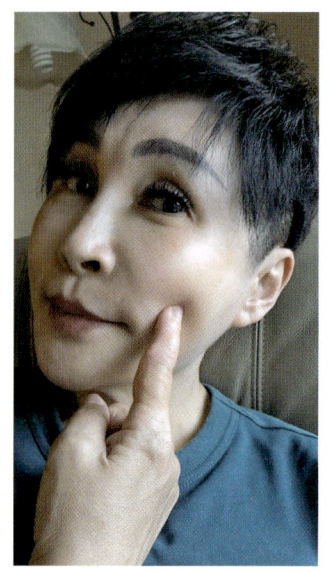
● 戒了糖之後，皮膚光滑又細緻，直接年輕 10 歲。

▶ 為什麼心情不好就想吃甜的？其實是大腦在吶喊！

你會不會這樣：壓力大、心情煩，就想來杯珍奶或吃塊蛋糕？別怪自己沒意志力，這其實是大腦對糖上癮了！

吃甜食，會讓你「暫時變開心」

- **促進血清素分泌**：甜食中的碳水會幫助「色胺酸」進入大腦，轉成讓人穩定情緒的血清素（也叫快樂荷爾蒙）。
- **激多巴胺釋放**：大腦被糖激活後，多巴胺飆升，會有「好爽好滿足」的感覺，和上癮很像。

- **腸道也參一腳**：腸道是血清素的主要產地，吃太多糖會擾亂菌群，反過來讓情緒更焦慮。

但這種「快樂」超短命

甜食的快感來得快、退得也快。血糖一下飆高、一下又掉，搞得你更疲憊、更煩躁。而且一旦情緒低落就靠甜食，久了大腦會習慣這種「獎勵」，結果糖越吃越多，心情卻越來越差！

記住一句話：**甜點可以吃，但不要拿來療傷。**

我的實戰經驗：2 公斤說甩就甩，體脂也跟著掉

我以前是超愛吃甜食的螞蟻人，每天下午都會來一個甜點或一杯奶茶。那時候走路大腿內側會摩擦、紅腫、發癢、兩坨肉晃來晃去，甚至每天要在大腿內側灑上大量的痱子粉來減少摩擦及紅腫。

內側這兩坨肥肉讓我不可能擁有淑女般優雅的坐姿，可知道我多羨慕可以翹著二郎腿，小腿還可以打麻花的鉛筆腿女生。平時都只能穿裙子，在沒人注意時趕緊把兩腿打開通風一下。

若是穿長褲尤其是在夏天，內側被汗水濕透不說，別人還以為你尿失禁了，真

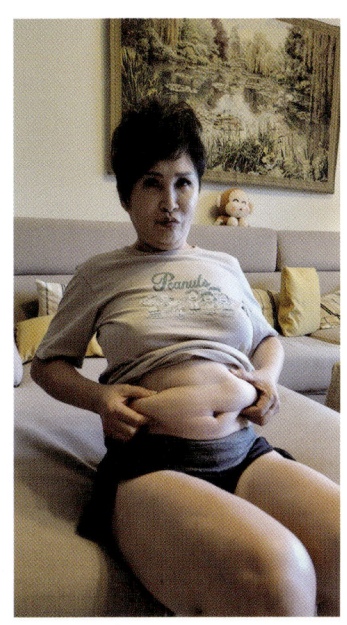

● 當個螞蟻人的結果，就是有大象腿。

的很糟！還有一個小祕密：粗壯的大腿，合併起來幾乎沒有縫隙，以前常常掉筆時不小心掉進大腿夾縫，結果……兩腿一夾，筆竟然能完美接住！

最慘的是，連健康數據也出問題了。健檢報告紅字一堆，總膽固醇飆到248mg/dl（正常值<200），低密度膽固醇也就是壞膽固醇來到175 mg/dl（正常值<140），三酸甘油脂150mg/dl（正常值50~150），這樣的數值47歲檢查出中度脂肪肝，不到一年的時間，變成重度脂肪肝！那時我才恍然大悟，甜食不只是變胖，潛在的心血管疾病也離我不遠了！糖已經讓我的身體變得一團糟。

後來我下定決心：「再見了，糖！」戒掉手搖飲、甜點，加工食品一律說掰掰，改喝無糖茶、自製加味水。結果呢？一週就瘦了2公斤，體脂跟著下來，重點是沒有復胖！整個人看起來比較有精神，臉也比較緊實。

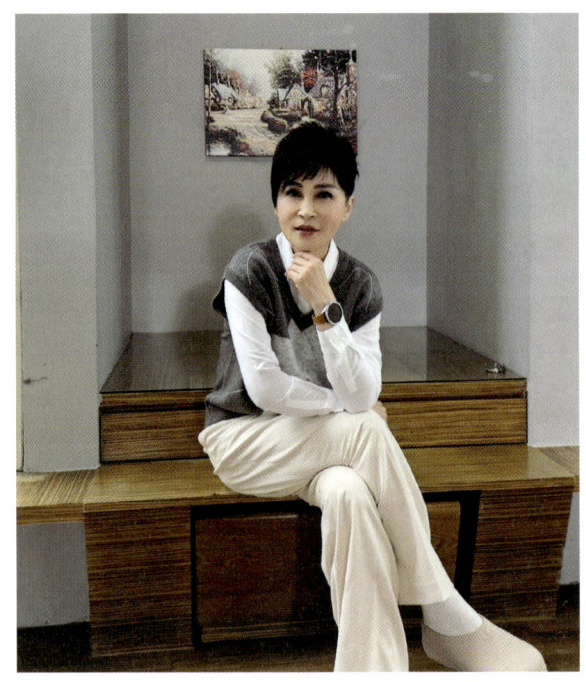

● 拒絕當螞蟻人之後，自然而然就能有淑女坐姿。

選對糖，更甜也更瘦

> 想吃甜，不用戒，但要聰明吃

糖不是壞人，還是有它存在身體的必要性。

糖的好處：

- **提供能量**：糖，特別是葡萄糖，是人體最主要的能量來源。大腦、紅血球和肌肉都需要葡萄糖來維持正常運作。
- **幫助腦部運作**：大腦運行時消耗大量的葡萄糖，適量攝取可以幫助專注力和記憶力。
- **支持運動表現**：對於運動員或高強度運動的人，糖可以快速補充能量並改善耐力。

糖的潛在問題：

- **增加肥胖風險**：過量攝取糖分可能導致熱量攝取過多，引發脂肪堆積，增加肥胖和代謝疾病的風險。
- **影響血糖調控**：過多的糖會使胰島素波動，可能導致胰島素阻抗，進而增加糖尿病風險。
- **影響心血管健康**：長期攝取過量糖分可能影響血脂代謝，提高罹患心血管疾病的機率。
- **加速牙齒蛀蝕**：糖會餵養口腔中的細菌，促使蛀牙發生。

如何健康攝取糖？

- 優先選擇來自水果、蔬菜和全穀類的天然糖分，而非添加糖。
- 控制每日添加糖攝取量，依照世界衛生組織（WHO）建議，成人每

日添加糖攝取應少於總熱量的 10%，最佳狀態是 5% 以下。
- 閱讀食品標籤，避免高糖加工食品，如含糖飲料、甜點、糖果等。

糖並非完全有害，但「適量使用、選擇健康來源」才是關鍵！

哪種對健康影響較小？

- **甜菊糖苷（Stevia）**：來自植物萃取，幾乎不含熱量，不影響血糖或胰島素分泌，目前研究顯示對健康風險極低，是糖尿病與低醣飲食族群的首選。
- **赤藻糖醇（Erythritol）**：屬於糖醇類，幾乎不被腸胃吸收，大部分經腎臟排出，但2023年有研究指出若攝取過量，可能增加心血管疾病風險，建議每日攝取不超過0.8公克/每公斤體重。
- **羅漢果苷（Monk Fruit Extract）**：天然甜味來源，甜度高但零熱量，也不影響血糖，口感溫和，是很多人用來取代糖的熱門選擇。
- **木糖醇（Xylitol）**：雖然熱量比赤藻糖醇略高，但不會造成血糖快速波動；不過容易引起腹脹與放屁，腸胃敏感者要慎用。
- **阿斯巴甜（Aspartame）**：人工甜味劑，甜度極高，但部分人對其代謝產物（苯丙胺酸）敏感，孕婦與患有苯酮尿症者應避免。
- **麥芽糖醇（Maltitol）**：甜度接近蔗糖，常見於糖果與無糖餅乾中，但容易引起腹瀉與腸道不適。

你不用完全戒掉甜食，而是要學會選擇更聰明的「替代糖」

哪些代糖比較健康？

代糖名稱	熱量	血糖影響	適合人群	特點
赤藻糖醇	幾乎為0	不升血糖	減重者、糖尿病患者	幾乎無熱量、口感接近糖
甜菊糖苷	0	不升血糖	需控糖者	清爽微甜，來源自天然植物
羅漢果苷	0	不升血糖	所有人	甜度高，少量即可，口感自然
木糖醇	低	微影響	低醣飲食者	可烘焙但腸胃敏感者需注意

Tips：怎麼挑選對的代糖？
1. 想烘焙？→選**赤藻糖醇**或**三氯蔗糖**（耐高溫）
2. 要泡飲品？→**甜菊糖苷**、**羅漢果苷**溶解快
3. 腸胃敏感？→避免**木糖醇**、**麥芽糖醇**

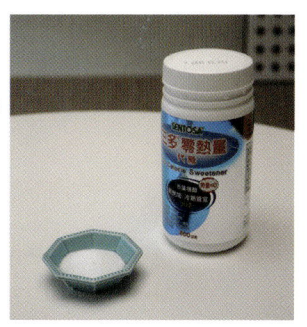

● 有利減重的赤藻糖醇。

糖雖甜，但要選得巧

雖然代糖是個好選擇，但更重要的是「整體糖攝取量」要控制。

健康攝取糖的建議：

- 優先選擇天然糖（如水果、全穀、根莖類）。
- 世界衛生組織建議：**添加糖攝取應低於每日總熱量的10%，理想是5%以下。**
- 盡量避開加工食品中的隱藏糖，如早餐穀片、沙拉醬、醬料。

我自己從減重開始到現在，選擇的是赤藻糖醇，它取代我做菜與喝飲料時使用，出門也會裝一小罐帶著，喝咖啡或無糖飲料時自己加一點，滿足甜味又不怕胖，這個自帶糖的習慣，一直都沒有變！

你要當主導，不是被牽著走，試試這幾招：

- 換成**赤藻糖醇**、**甜菊糖苷**等代糖，甜又不爆卡。
- 把甜點當成「獎勵時刻」，一週吃一點，心情更好。
- 情緒差時先喝水、散步或寫日記，轉移注意力。

結語：不是不吃，而是吃得更聰明

糖，不是壞人。但它是一個「需要你去管住的夥伴」，否則它就會反過來控制你。

當你搞懂了這些，你會發現，其實你比想像中更能掌控自己，也會更有信心走好減重這條路！讓我們一起從這個最甜蜜的開始，重新掌握你的身體和人生吧！

2 減醣

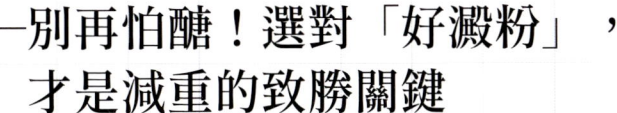

——別再怕醣！選對「好澱粉」，
才是減重的致勝關鍵

◉ 小腹不見了、腿變細了、體脂也說掰掰了！

　　減重不該一味拒絕澱粉，錯誤減醣只會讓你變笨、變老又瘦錯方向。關鍵是避開精緻醣，選擇低GI、富含纖維的天然好澱粉，才能讓你瘦得更健康、看起來更年輕！

　　很多人減肥一開始就說：「我現在不吃澱粉喔！」說得好像澱粉是魔鬼一樣，但我必須幫澱粉講句公道話：「真正讓你發胖的不是澱粉本身，而是你吃錯了！」

　　你不吃澱粉會怎樣？腦袋打結、心情低落、反應變慢、注意力差，還常常忘東忘西。你以為自己初老症發作，其實只是大腦缺糖啊！

　　澱粉進到身體裡會轉換成葡萄糖，是我們大腦和神經細胞最愛的食物，特別是減重時，大腦已經很苦了，你再把它餓著，它哪來力氣幫你控制食慾？你可以少吃，但不可以不吃！

別再迷信「斷醣減肥」！會出事的

你知道嗎？日本有個減重達人，靠斷醣紅遍一時，三餐完全不碰主食，結果61歲時心臟衰竭猝死。美國哈佛醫學院也早就研究證實，每日碳水化合物攝取量如果少於40%，每日攝取量低於100克，會提高早死風險！

所以拜託，別再把澱粉當成壞人。我們要做的不是「斷」，而是「減」，同時也要選對、吃對！

精緻澱粉＝身材殺手！你的大腿胖不是沒原因

像是白吐司、麵包、餅乾、蛋糕、泡芙、可頌這類的，吃進去幾乎馬上轉化成糖，升糖指數超高，讓胰島素跟著飆高，一波波血糖上升下降的結果就是……你會更餓、更容易累積脂肪，尤其是下半身會像灌水氣球一樣腫起來。

這些麵包、餅乾都不是只有澱粉，它們還混了很多油、糖、鹽、加工品，像是台式麵包會添加肉鬆、蔥油、培根、熱狗，熱量爆炸高，營養卻貧乏，當然會越吃越胖。

不過，我懂，有時真的很想吃麵包，那怎麼辦？選「歐式麵包」吧！歐式麵包又稱為硬式麵包，像法國長棍、裸麥麵包、全麥雜糧麵包，這類原料單純、口感紮實有韌性、需要多咀嚼，粗糙的口感需要細嚼慢嚥，剛好藉此對讓肚子有飽足感，對減重比較友善。

但也要注意份量！每天頂多一個手掌大小，吃太多仍會囤積在下半身，畢竟麵包裡多少仍含有一些油脂、堅果、果乾，吃再健康也還是會胖的！

麵食 VS 米飯？其實你該站在「飯」那一邊

主食的澱粉大致可分為米飯和麵食類。很多人對碳水化合物又愛又恨，其實是吃多或是吃錯時間，提高了肥胖的機會！食物越難消化，會讓身體耗費更多的熱量。所以同樣是澱粉，米飯比麵食更難消化，身上的脂肪就能啟動燃燒的機制，因此才有吃米飯可以減少脂肪的研究報告出來。

減重時改吃米飯後，4、5個小時都不太會感到饑餓，餐與餐之間吃零食的慾望也降低許多，建議在減重期間可以多選擇吃白米飯的習慣。

想有飽足感又不發胖？吃「冷飯」就對了！

當澱粉選擇白飯之後，你可以選擇「冷飯」，也就是放涼的白飯。在日劇裡經常看到日本人帶著冷飯的便當，**研究發現冷飯對減重的幫助非常大，也是日本女性保持身材纖瘦的飲食方法。**

冷飯裡面有一種叫「抗性澱粉」的東西，它不像熱飯那樣被消化吸收得這麼快，而是會進到大腸、被腸內菌發酵，產生短鏈脂肪酸，不但有飽足感，還能幫助脂肪代謝。根據日本營養學研究指出，一碗熱飯的熱量為250~300卡，而一碗冷飯的熱量只有120~150卡。

減重期間，我的早餐或午餐經常買便利商店的兩顆御飯糰，任何口味都可以，冷冷地吃反而瘦得快，腰圍從31吋變成25吋，不是吹牛，是真的很有效！至今維持身材也都是靠冷飯。要注意的是，雖然冷飯和壽司都是屬於低GI的澱粉，但壽司米裡通常會添加醋和糖，所以吃迴轉壽司不會變瘦，反而會攝取過多的熱量喔！

> **❗ 要吃白米飯還是吃五穀飯?**
>
> 　　減重時若能每天吃高纖的五穀雜糧,是最好不過的事,因為五穀雜糧含有較多纖維素,而纖維素是屬於不能消化的多醣類,所以一樣是一碗飯,五穀雜糧的熱量確實比白米飯少,但問題是不可能餐餐都吃得到,尤其是外食族,要到特定餐廳才有賣,最後多半還是白米飯取得最方便,口感也容易被接受。所以與其強迫自己吃粗食,那還不如養成每天吃適量「白米冷飯」的習慣。腸胃不好的人,也不建議吃五穀雜糧飯。

找對方法,也可以開心享受麵食

　　減重期間最容易破功的,就是麵條。吃完不到兩小時,肚子又餓了,然後你就會忍不住去買點心、吃甜的,這就是惡性循環。吃麵要聰明吃,可以選擇膳食纖維和維生素高的「蕎麥麵」,它的升糖指數低、還能幫脂肪燃燒不易發胖,比一般麵條更有飽足感,非常適合減重時食用。

　　如果沒有蕎麥麵,就要調整麵條的份量,如果是一般牛肉麵,就只吃1/3碗的麵,多吃牛肉,湯不要喝,尤其是外面熬的高湯通常鹽多又油。如果可以自己動手做,油、鹽、糖的份量都可以自己控制,熱量真的可以少很多。(後面有教大家作法簡單的蕎麥麵料理,熱量低又美味可口。)

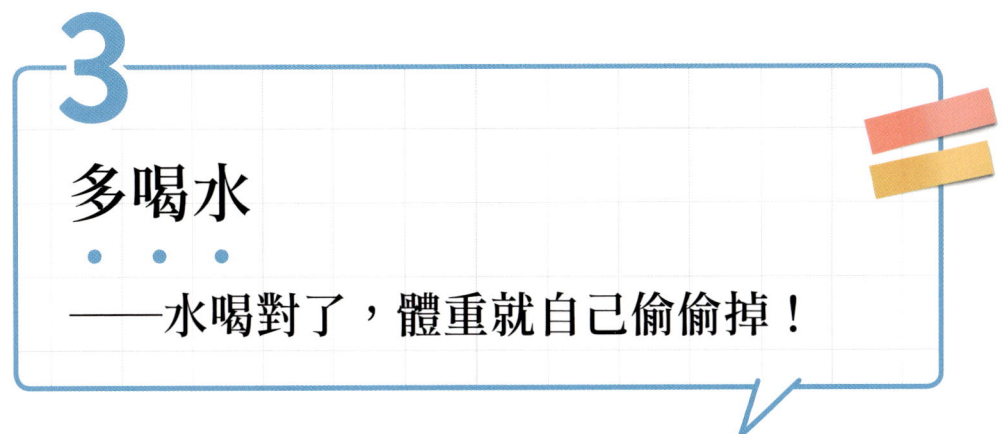

3 多喝水
——水喝對了，體重就自己偷偷掉！

◉ 減重最容易被忽略的關鍵：水

> 代謝快、皮膚好、身體不會水腫

坦白說減重前我不愛喝水，更別說是白開水了！特別是夏天躲在冷氣房裡更是不會想要喝水，因為不覺得渴，冬天只想要喝熱湯也不愛喝水，長年累積不愛喝水的習慣。現在可就不一樣了，每天都要喝掉3瓶700cc星巴克環保水壺的水。

不喝水的結果，皮膚變得粗糙、乾燥、沒有光澤，大便也不順暢，容易有便秘與口臭，甚至連精神也變得比較差，到了下午頭昏腦脹的，注意力不集中，對食物的口味會越吃越重，重油也重鹹，體重當然會高居不下，也容易水腫！那時候我真的覺得：我不是胖，我是整個人都卡住了！

後來認真研究才發現—「水」才是代謝的起點！

> 「喝水會水腫」是天大的誤會！

有些人會說：「我不敢喝水，喝多會水腫！」拜託，錯得離譜！

真正會水腫的，是你鹽吃太多、水又喝太少，結果身體自動啟動「留水」模式，死都不讓水出去。你越不喝水，排尿越少，身體就越容易腫一圈。

尤其是外食族，每天吃進去的鹽分幾乎都超標，當水量不夠時，鹽分就會將水緊緊鎖在體內，這時更需要靠多喝水來幫忙排出鈉離子，才能讓水「流動」起來，順利排掉，自然就不會有水腫身型了。

所以你應該做的是：「多喝水，把鹽沖走。」

▸ 算出你的基本飲水量，讓外在苗條、體內環保

每天要喝多少水量才算是有喝水呢？醫師建議**「每天至少要喝下自己體重乘以30倍的水」**，除非腎臟有問題，或者是罹患其他慢性疾病，需要限制喝水量，否則健康的人若每天喝足夠的水量，對於減重甚至改善身體機能，都有絕對的幫助！

養成喝足量水分的習慣，3天左右身體就會開始產生不一樣的變化。不只是水腫身不見了，整個人也顯得神清氣爽，皮膚透亮有光澤，皺紋、細紋、斑點也會減少很多，不需要厚厚的粉底就有好氣色；頭腦清醒、大便通暢、宿便不再堆積、也遠離口臭的煩惱！重點是體重會出乎意外地順利往下降，小腹變得比較平坦，食量也比之前小，飲食也不再重口味。

根據我自己的減重經驗發現：餐前先喝一些水，進食過程也搭配飲水，雖然不見得能抑制食慾，但能快速增加飽足感，自然吃得少一點，熱量減少，也就達到減重效果。

計算你的專屬喝水量，一天該喝多少水才夠？

最簡單計算公式：體重（公斤）× 30 = 每日喝水量（毫升）

國健署建議每天要喝 6-8 杯水，但強調的主要是 白開水，而不是茶或湯。不過，其實身體的水分來源不只限於開水，像是 湯、茶、咖啡、果汁 這些飲品也能補充水分。所以，雖然官方標準沒直接把茶跟湯算進去，但很多營養師認為它們還是算水分攝取的一部分。簡單來說，如果想保持水分充足，最好的做法就是 多喝無糖飲品，並根據自己的體重來調整喝水量。

我是在減重期間開始學會「喝水」的，可以喝常溫水、白開水、自製加味水，就是不喝有甜味、添加高果糖玉米糖漿、蔗糖等等含糖飲料或罐裝果汁。有些人會用咖啡和茶來取代每天需要的飲水量，這些含有咖啡因的飲料具有利尿作用，不僅無法補充水分，還會把身體的水帶走，這時需要喝更多水才能補充到身體細胞裡。即便是無糖的氣泡水或碳酸飲料，雖然沒有熱量，但這些氣體無形中會把胃部撐得很大，讓胃像個無底洞怎麼吃都不會飽，更不利於減重，也不是身體需要的水分。

我的喝水密技：喝水不無聊，每天喝到 3000cc 也不是夢！

說真的，一開始喝水真的很無聊、很沒fu。但我有妙招！我自己用膠囊咖啡機泡出100cc濃縮咖啡，加入500cc開水，再加一點赤藻糖醇，就變成有甜味的「咖啡水」！裝進隨身大水壺裡，每次喝到剩下1/3就加水繼續稀釋，每天添加4、5次，一整天下來，無形中就可以喝到2400至3000cc的水，輕鬆喝掉不是夢！

或者你家陽台如果有種一些香草（像是檸檬薄荷），只要摘幾片葉

子、搓揉一下放進水壺，立刻變成「薄荷水」，天然、清爽、低成本！

還可以試試：

- 麥茶（茶包泡開放涼）
- 冷泡茶（溫和不刺激）
- 1/4顆檸檬或一顆檸檬冰磚＋800cc的水（千萬不要喝太酸的檸檬水，會傷胃！）

咖啡真的能減重？喝對方式才能有效抑制食慾！

其實少許的咖啡是可以幫助減重的！

很多人在下午茶時會想來喝咖啡，咖啡除了有提神作用之外，還有助於減重！除了讓你瞬間清醒，咖啡因還能抑制食慾、提升代謝，幫助身體燃燒更多脂肪！但關鍵是，你得喝對種類、喝對時間，才不會白白浪費這個好助攻！

現在就來看看怎麼喝，才能讓咖啡變成你的減重神隊友！

1. 最佳抑制食慾的咖啡因攝取量

- **每日建議攝取量**：100-400mg咖啡因（約1-4杯黑咖啡）。
- **最佳飲用時間**：餐前30分鐘，可減少食慾並延長飽足感。
- **選擇黑咖啡**（不加糖、奶精），避免額外熱量攝取。但可加入赤藻糖醇，有甜味但無熱量。

2. 不同咖啡的咖啡因含量

咖啡種類	咖啡因含量（每杯約 240ml）
濃縮咖啡（Espresso, 60ml）	約 60-80mg
黑咖啡（滴濾式）	約 95mg
美式咖啡（Americano）	約 75-100mg
即溶咖啡（Instant Coffee）	約 30-80mg
低咖啡因咖啡（Decaf）	約 2-5mg

3. 注意事項

避免過量：超過400mg咖啡因可能引起心悸、焦慮、睡眠問題。

飯後飲用更好：空腹飲用可能刺激胃酸，腸胃敏感者需注意。

避免加糖或奶精：會增加額外熱量，影響減重效果。

搭配高纖食物：可延長飽足感，如燕麥、堅果、綠色蔬菜等。

咖啡確實能幫助抑制食慾、促進脂肪燃燒，但必須喝對方法！

每日100-400mg的咖啡因最能發揮減重效果，選擇黑咖啡並搭配健康飲食，才能真正幫助體態管理喔！

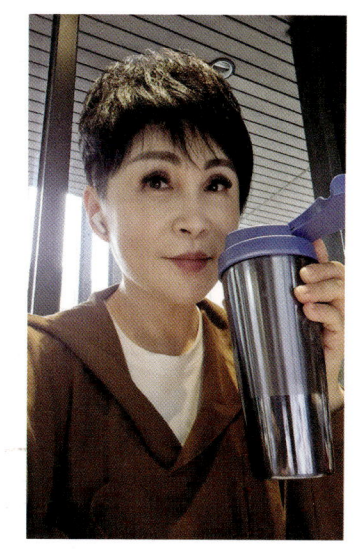

● 咖啡確實能幫助抑制食慾、促進脂肪燃燒。

冰水可以喝嗎？還是要溫水？

很多人以為減肥就不能喝冰水，但科學研究早就顛覆這說法了：美國《內分泌與新陳代謝》期刊文中提到，每天喝500cc的3℃冰水，能在接下來的60分鐘內提升4.5%的新陳代謝。

但注意喔！**不是一整天都喝冰水**，只能少量短時間喝，讓身體啟動燃**脂模式**，不然會影響腸胃跟女性朋友的子宮健康。

所以建議方式：

- 平時還是喝「常溫水」為主。
- 想加速代謝的話，可以在早上起床後或運動後，**小口喝500cc冰水**。
- 有腸胃不適或痛經問題的女生，建議還是以溫水為主。

PART 1
五週變身計畫，從戒糖開始甩掉 10 公斤！

4

餐餐七分飽，讓你瘦得剛剛好，精神體力還變超好

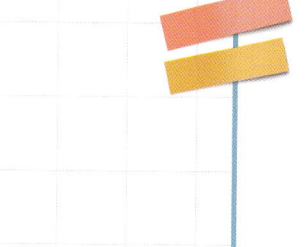

🟢 一直吃不飽才會瘦？錯！其實越餓，越容易胖！

很多人一減肥，就變成自己人生最大剋星，開始對自己超級殘酷——早上只吃一顆蘋果、中午喝湯配青菜、晚上乾脆不吃。結果呢？三天就餓到脾氣暴躁、四肢無力、眼神死⋯⋯第4天一爆炸，立刻暴食炸雞、珍奶、麻辣鍋，然後體重比原來還重！

這就是「吃太少→代謝下降→餓到爆→暴食→復胖」的無限循環。所以，**減重絕對不是少吃就好，而是要吃對、吃夠、吃到「七分飽」剛剛好**！減重時每一餐都很重要，吃進去的分量更重要，需要的飲食原則是「重質不重量」。

吃太飽＝變胖；吃太少＝代謝壞掉

其實身體很聰明，當你吃太少，它會自動啟動「省電模式」：降低基礎代謝率，把你吃的每一點熱量都牢牢存起來，變成脂肪。所以你會發現，節食減重的人，剛開始會瘦得快，但後面怎麼吃都不會瘦，因為<u>身體</u>

33

已經學會「防饑荒模式」。最慘的是，一旦恢復正常吃，體重反彈得更誇張，整個人腫得比以前還胖。

> 七分飽的祕訣是「慢慢吃」，不是「少吃東西」

你可能會問：那怎麼知道自己吃到七分飽？
來，我教妳一個超簡單方法：

- 一口飯嚼30下，慢慢來
- 每吃一口就放下筷子一次
- 至少吃滿20～30分鐘再結束一餐

因為我們的飽足感其實來自「大腦」，不是胃。胃吃飽了不會立刻通知你，是大腦要花15～20分鐘才會收到「我飽了」的訊號。所以當你狼吞虎嚥、10分鐘內掃光整桌菜時，根本來不及發出「夠了」的指令，熱量早就超標了！養成習慣自然而然就會瘦下來了。

> 吃七分飽≠不能享受外食！我一樣吃早午餐、吃自助餐！

很多人以為減肥不能吃外食，當然「錯！」
我減重期間一樣會去吃：

- 美式早午餐
- 日式、中式、西式自助餐
- 聚餐火鍋、烤肉、定食通通有

PART 1
五週變身計畫，從戒糖開始甩掉 10 公斤！

重點是我只**吃七分飽**，其他都照吃不誤。慢慢吃、小口咬、咀嚼久，讓自己吃得開心又不負擔。尤其在大吃大喝的聚餐場合，「七分飽」根本是救命法寶。當你知道「我不是不能吃，而是不要吃太多」，心情會輕鬆很多！

> 肚子瘦一圈、褲子小兩號，就是這樣來的！

以前我因為太常吃到飽，褲子都快塞不進去，肚子一圈肉，坐下來還會擠出三層。後來養成「七分飽」的習慣後，整個人神清氣爽，褲子也開始鬆了，穿裙子也變好看了，屁股和大腿線條整個出現。

而且！這個習慣可以一直**維持下去、不會復胖**。因為它不是節食，不會讓你崩潰、暴走，是一種「舒服的輕斷食」。

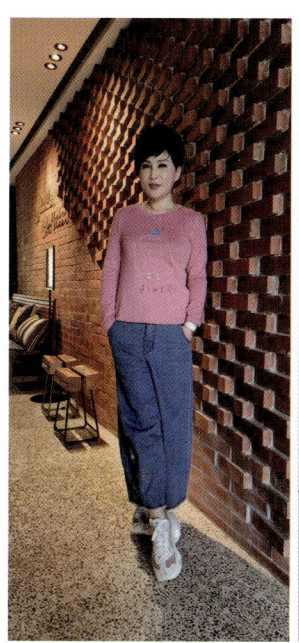

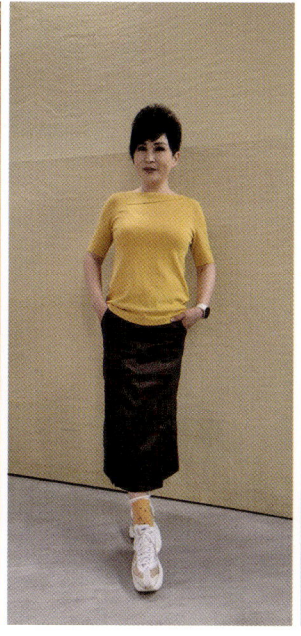

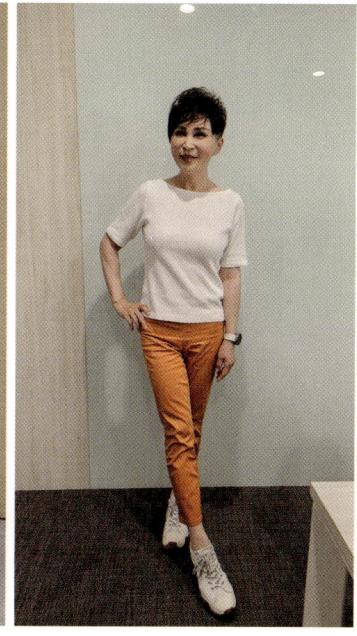

5 晚餐別吃太晚、別吃太撐，瘦身才會更輕鬆！

▶ 晚餐 7 點半前結束

晚餐不只是吃什麼，更重要的是「幾點吃」！

晚餐經常是犒賞自己一整天忙碌最好的方法，偏偏這個舒壓方式會讓身材越來越胖、體脂肪越來越高！

先來說一個讓我嚇一跳的說法。有位減重醫師曾建議：「晚餐最好睡前一、兩個小時再吃！」聽到這個方法真的是把我給嚇傻了，也覺得非常不可思議……拜託，這種建議根本是「發胖特快車」的直通車！如果按照他的方式吃晚餐，可以跟你保證，不到一星期你身上的肉絕對會多上5公斤！

因為，**晚上九點吃晚餐 → 十點上床睡覺 → 剛吃完就睡 ＝ 通通變脂肪！**

像我以前會太胖，都是因為晚上太晚吃飯了，吃完飯就跑去睡覺，或者窩在沙發當個馬鈴薯人，隔天體重必胖2至3公斤。當身體開始分泌褪黑激素、準備休息時，消化系統也跟著進入夜間模式，這時候你還狂吃？不

胖也難！更別說睡前吃宵夜，會讓胃還在忙、身體還在儲存熱量，結果睡不好、消化差、體脂飆升！

太晚吃也讓胃食道逆流的老毛病也一直好不了。直到減重時把晚餐時間改在7點半以前吃完，體重不但大幅下降，胃食道逆流的狀況也改善非常多，幾乎是沒有再犯和使用藥物解決。養成晚餐在7點半前吃完的習慣，絕對對瘦身和有胃食道逆流的人來說是有非常大的幫助。

所以，**我後來改成每天晚上7點半前吃完晚餐，結果超有感：**

- 早上起床不再脹氣
- 體重不斷下降
- 胃食道逆流也好了

這個「早吃晚餐」的習慣，到現在我還是堅持著，真的有用、好執行、效果穩！

晚餐的黃金吃法：日式定食最剛好！

很多人問：「那我晚餐到底要吃什麼？」我推薦日式定食！
為什麼？

- 主食有半碗飯（我會放涼再吃，變冷飯更有利減重）
- 主菜選擇多（魚、牛肉、豬肉都可以）
- 一碗味噌湯（暖胃又低熱量）
- 小菜兩樣（青菜、豆腐、海帶芽，營養豐富）

這樣一套吃下來，剛好七分飽，營養也很均衡，而且不會讓你有「減肥在受罪」的感覺。

其實這就是日本曾經超流行的「**小缽飲食減肥法**」的概念！

「小缽」（日文：こばち）意思就是小碗、小盤，透過多樣但分量少的菜色，把整餐變得精緻、有變化又不過量。不只是一般人愛用，**日本知名女星松嶋菜菜子**（演過《麻辣教師GTO》、《冰之驕子》、《家政婦女王》）就曾在產後用「小缽飲食」成功瘦身，重拾纖細體態。

她在採訪中分享，與其吃得少讓自己痛苦，不如用這種「分量控管＋多樣化」的方式慢慢瘦，才是健康又長久的做法。而且「眼睛看得到豐盛，心理上比較不會匱乏」，這一點真的太重要了！

所以別小看這一套日式定食，**它其實是一種優雅的瘦身儀式**，而且都放在一個托盤上，讓你在每一次用餐中都感受到──我不是在挨餓，我是在好好對待我的身體。

壽喜燒也是不錯的選擇。醬汁可以調淡一點，豬肉、牛肉或雞肉等蛋白質先吃，再吃高纖的蔬菜搭配蒟蒻絲，也可以搭配一杯無糖綠茶。吃涮涮鍋也是點任何一種蛋白質，加上大量蔬菜，不要吃餃類、麵食、冬粉等加工食品，鍋底的湯更是不要喝，晚餐也可以吃得很棒喔。

▶ 小心！「晚餐時間」才是你變胖的關鍵！

我以前最常犯的錯誤，就是工作忙到晚上八點多才吃飯，然後一邊吃一邊追劇，感到嘴饞又吃餅乾，最後十點上床睡覺。第二天起來臉腫、肚子漲、體重多了1～2公斤，然後還會覺得：「啊～我昨天也沒吃什麼啊……」

但你看看，以下這些是不是全中了：

- ✅ 太晚吃
- ✅ 吃太撐
- ✅ 吃完沒動
- ✅ 馬上睡覺

這些習慣只要不改，妳再怎麼戒糖、減澱粉、喝再多水，都會卡在體脂這一關。所以，我現在都建議：「==每天晚上7點半以前吃完最後一口飯==」這個黃金鐵律，一定要記住！

宵夜真的非吃不可？那你要選對！

有時候真的會餓到睡不著，特別是月經前、工作爆量後，那怎麼辦？可以選擇這些「安心宵夜」：

- 一杯無糖豆漿／牛奶
- 一顆水煮蛋或溏心蛋
- 一個御飯糰（冷的！）
- 一小包30～45公克的原味堅果。

這些宵夜的熱量不高，又能增加飽足感，不會影響你隔天體重，反而還可能降個0.3～0.5公斤，讓你早上心情超好的！

給努力瘦身的你：五週瘦身成功的生活化 Tips

想瘦，不是靠一股衝勁，而是靠「小習慣的堅持」。這裡我幫你整理幾個實用又親身驗證過的Tips，真的只要做得到，就會有感！

TIP 1 ▶ 每天喝足體重×30cc的水

- ☑ 水壺隨身帶，裝喜歡的「加味水」
- ☑ 自製咖啡水、薄荷水、麥茶，變化口味不膩
- ☑ 設手機鬧鐘「每90分鐘提醒喝一次」

TIP 2 ▶ 三餐中，選擇一餐吃「冷飯」

- ☑ 御飯糰、便當飯放涼後吃
- ☑ 冷飯能增加抗性澱粉，提升飽足感不易胖
- ☑ 可搭配高蛋白菜色（如烤鯖魚、雞胸肉）

TIP 3 ▶ 用「赤藻糖醇」取代所有要加糖的食物

- ☑ 咖啡、紅茶、甜湯、煮菜都能加
- ☑ 零熱量、不升血糖、不囤積脂肪
- ☑ 隨身攜帶一小罐，不怕外食時破功

TIP 4 ▶ 晚餐一定在7點半前吃完

- ☑ 提前吃才能讓身體代謝完全
- ☑ 吃晚飯後動一動（散步或洗碗也好）

☑ 讓體重自然下降、不爆卡、不失眠

> **TIP 5** 　**每餐吃到剛好「七分飽」就停**

☑ 咀嚼30下、放慢速度，讓大腦來得及說「飽了」
☑ 餐與餐之間別嘴饞，學會「無聊不是肚子餓」
☑ 心理上給自己一句話：「我可以吃，但我選擇不多吃」

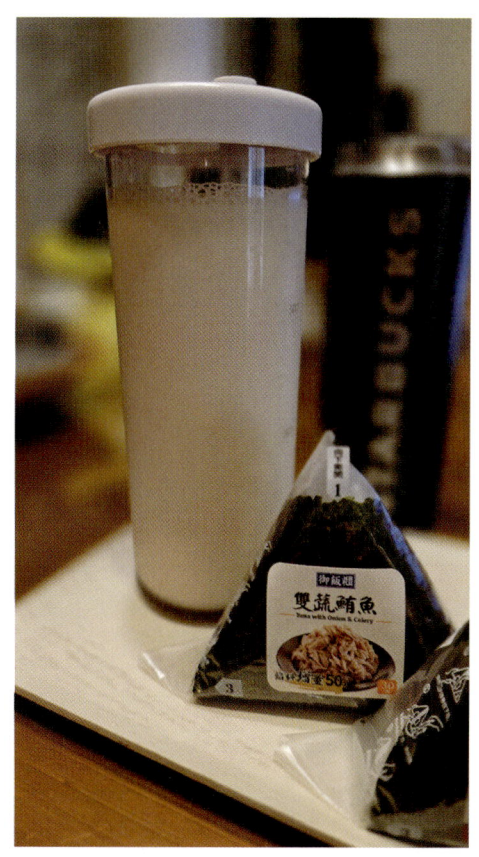

● 御飯糰冷飯的抗性澱粉和無糖豆漿，在減重時都是很好的食物。

PART 02

你以為你沒吃很多,
其實是「默默吃過量」

6
你想到的生活習慣，決定你是胖是瘦

拒絕極端的飲食方式，定食定量才能健康減重。遵照不同食材的進食順序，再利用咀嚼技巧和食器的分量障眼法，就算偶爾想吃大餐，也不會覺得有罪惡感。

▶ 少吃就會瘦？錯！當心把自己吃進代謝地獄！

很多人減重一開始就是「少吃」，甚至是「不吃」。但你知道嗎？身體其實比你想得還要聰明，當你吃得太少、熱量攝取嚴重不足時，身體會立刻進入節能模式，啟動「保命機制」──基礎代謝率直接下降，把你整個人變成省電模式。

也就是說，你吃得少，身體卻消耗更少，根本沒在燃脂，而你還一直以為自己瘦不下來是因為「吃太多」，其實是因為吃得太少，才讓燃燒脂肪的馬達根本沒啟動。

基礎代謝率，才是你燃脂的引擎！

基礎代謝率（BMR）是你每天什麼都不做，光是呼吸、心跳、器官運作就會消耗的熱量，佔你一天總熱量消耗的6、7成。代謝率太低，不只燃脂速度慢，還容易造成體重一再反彈，甚至只要一吃多一點，就馬上胖回來。**想瘦得長久又穩定，就要把代謝率顧好，而不是一味地少吃！**

> ⚠️ **幫你算一下：你每天該吃多少熱量？**
>
> 來，簡單幫自己估算一下，一天該吃多少熱量，才能啟動代謝、加速燃脂，而不是進入「省電狀態」。
>
> | 性別 | 基礎代謝率（BMR）公式 | 簡易換算公式（參考用） |
> |---|---|---|
> | 男性 | 66 +（13.7 × 體重 kg）+（5 × 身高 cm）(6.8 × 年齡) | 體重 × 22 = 每日建議熱量 |
> | 女性 | 655 +（9.6 × 體重 kg）+（1.7 × 身高 cm）(4.7 × 年齡) | 體重 × 22 = 每日建議熱量 |
>
> **舉例來說：**
> 一位 30 歲、身高 160cm、體重 60kg 的女性
> BMR = 655 +（9.6×60）+（1.7×160）-（4.7×30）= 約 1340 大卡
> 也就是說，**她每天就算不動，也會消耗約 1340 大卡。**
>
> 但如果她每天只吃 800~1000 大卡，身體就會「節電省耗」，不只容易掉肌肉，**還會讓脂肪牢牢卡住不走。**

> 想瘦得健康，吃得剛剛好才是王道

減重不是比誰吃得少，而是比誰吃得「剛剛好」。

要瘦得聰明、瘦得健康，第一步就是搞懂自己每天的基礎代謝率，並維持足夠的熱量攝取與蛋白質比例，讓身體維持燃燒狀態，才不會變成吃越少，瘦越慢。

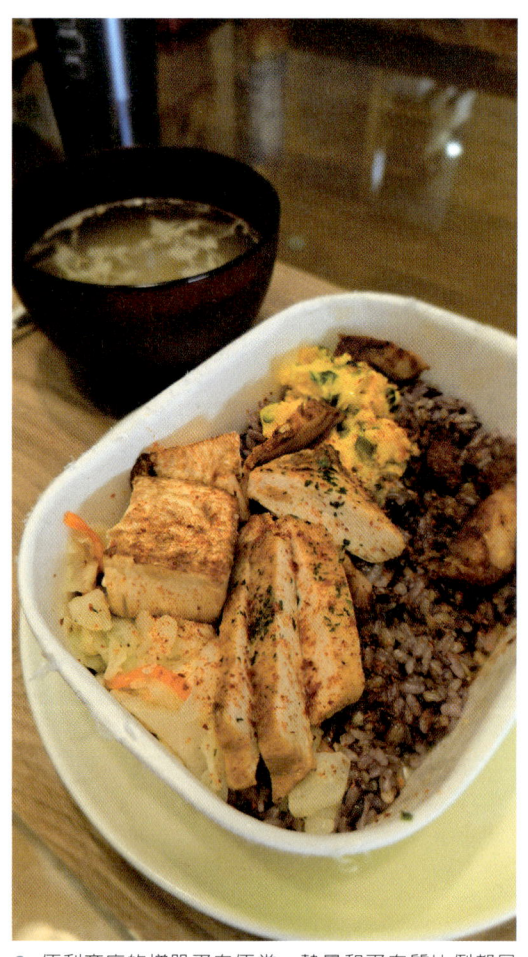

● 便利商店的增肌蛋白便當，熱量和蛋白質比例都足夠，在減重時也是很好的選擇。

PART 2
你以為你沒吃很多，其實是「默默吃過量」

7
斷食和減餐都不能幫你減重

　　斷食減重初期可能會有成效，因為外型看起來瘦了不少，但事實上，餓肚子不但無助於燃燒脂肪，反而會讓你流失寶貴的肌肉和水分。表面看來體重下降了，但實際上留下的卻是頑固脂肪，這樣減重只會讓你變成脂肪多於肌肉的「泡芙人」，不僅容易反彈，還成為高血脂、心血管疾病與肌少症的高風險族群。

　　特別是年紀漸長，若減重過程中讓自己餓肚子，肌肉流失會更快。大腿肌力不足，會導致關節承受壓力變大，進一步加速退化，甚至提升骨質疏鬆與骨折風險。減重若傷了身體、失了健康，真的得不償失！

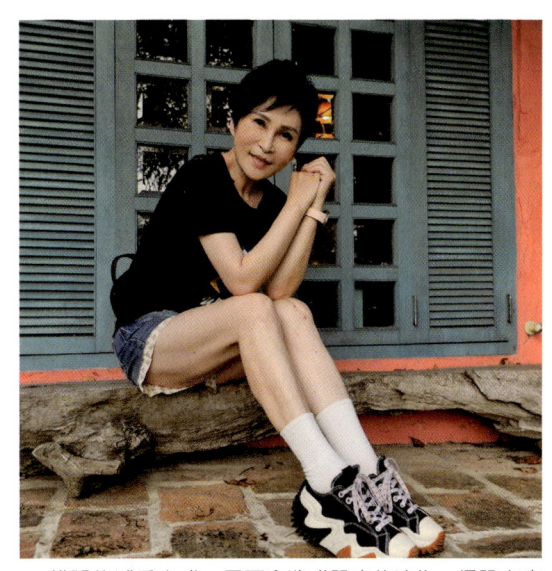

● 錯誤的減重方式，反而會造成肌肉的流失，得肌少症的機率大！

47

另外一種常見誤區是「有一餐沒一餐」的減肥方式，看似在節食，其實正悄悄破壞你的身體平衡。當你長時間不吃，等到超級餓時進食，身體往往會陷入報復性吸收的模式：胃口大開、吃得又快又多，甚至連少量食物也會被完全吸收儲存。這樣一來，不僅瘦不了，還可能越減越胖，甚至一再反彈。

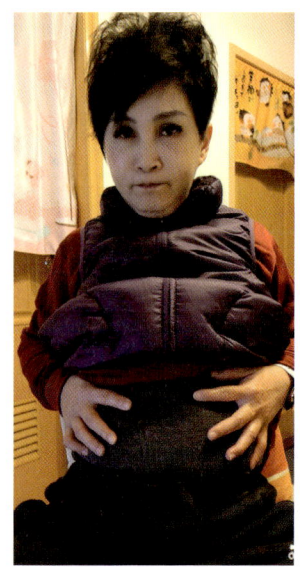

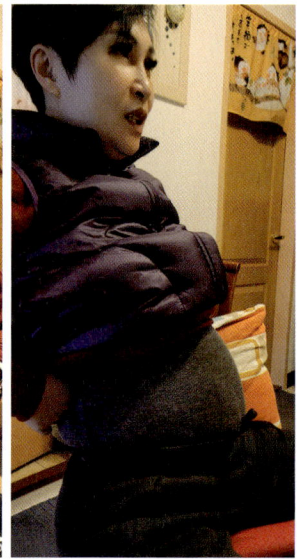

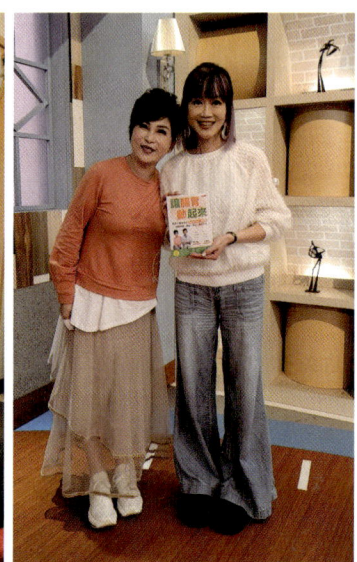

● 有一餐沒一餐的減肥法，脂肪反而更容易堆積在腹部。（名主持人高怡平）

> 我也曾反彈過，這一彈就是又回到 65 公斤去了！

對於有慢性病或腸胃較弱的人，這樣的斷食行為更危險。血糖不穩可能導致頭暈、情緒起伏，還會增加心血管意外風險。忽胖忽瘦也會讓身體無所適從，復胖的速度比你想像的快，心情更容易陷入低潮。

所以，請記住：**減重絕對不能靠挨餓**。與其虐待自己，不如建立良好的飲食習慣。只要用對方法，吃得飽又能瘦，才是最健康、最聰明的方式！

8 學會吃正餐，體重順利下降

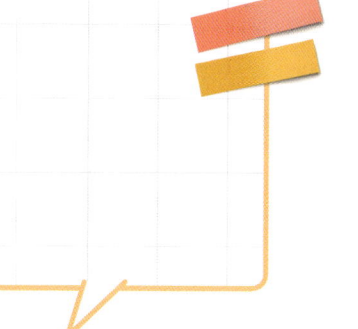

會發胖的人，多數是因為飲食習慣不良。有人一天吃五、六餐，三餐之外還加點心、下午茶、宵夜，甚至不餓也會找東西吃，嘴饞成了習慣；也有人三餐不定時，經常省略正餐，用洋芋片、餅乾、泡麵等取代，看似少吃，實則攝取的是熱量與脂肪比例超標的加工食品。

這些飲食模式不是熱量過多就是營養失衡，長期下來，不只會囤積脂肪，更容易導致血糖波動、腸胃功能下降，甚至出現內分泌失調。

但只要在減重期間**規律吃三餐、吃得營養均衡**，腸胃就能穩定運作，熱量也能充分代謝，反而更容易瘦。這時候身體會因為能量穩定而安心啟動脂肪燃燒機制，不會再處於「節能模式」或「挨餓反撲」的狀態。

吃正餐不代表要吃很多，而是吃得剛剛好、吃得均衡。當你吃得好、吃得穩，減重過程就不會焦慮，也不容易復胖。最重要的是，你的健康也能穩定提升，不會因為減重而失去活力。

我們就從「規律吃三餐、吃得均衡」開始，讓身體恢復正常燃燒脂肪的節奏吧！

什麼是正餐？

正餐就是在規律的時間吃正常的飯食。減重時養成規律時間進食是非常重要的。一天最多三餐，包括早餐、午餐、晚餐，若是假日晚起睡到中午，一天至少也要兩餐：早午餐加上晚餐。每一餐至少隔4到6個小時才進食，晚上7點半後就不要再進食了。

正餐怎麼吃？

正餐的時間有了，餐點內容也很重要。主食要吃全穀雜糧類的米飯、麵條或冷飯，減重時我儘量不拿麵包、饅頭當主食，主要是裡面還會再添加糖及奶油，這樣反而又吃進高熱量食物。

配菜可選擇用煎、煮、烤、滷、蒸、燉等簡單烹調的蛋白質，包括豆、魚、蛋、肉，和豐富纖維及水分的蔬菜。

像我的正餐主食會選擇米飯（冷飯），配菜會選擇上述簡單烹調的蛋白質；再用橄欖油炒一些蔬菜，或用三合油（醬油、麻油、醋調製）涼拌木耳、黃瓜、茄子、牛蒡、龍鬚菜等高纖蔬菜。我不會只吃生菜沙拉，畢竟生冷食材不是每個人都適用，光吃生菜味道也單調，添加醬料熱量又高。倒不如清炒一盤鮮蔬，營養有了、熱量低了，飢餓感也會降低許多。

早午餐也能瘦？一天兩餐的現代飲食新選擇

近年來，越來越多人選擇一天只吃兩餐的生活方式，尤其是結合「早午餐（Brunch）」和「晚餐」的飲食節奏。這種做法其實也符合間歇性斷

食的精神,適合作息較不規律,或者平日習慣晚起的人。

根據一些營養學研究顯示,將一天的熱量集中在兩餐吃完,若內容均衡、攝取足夠蛋白質、纖維與好油脂,對於控制總熱量、降低胰島素分泌頻率、減少脂肪囤積有不錯的幫助。

這樣的方式不代表可以「隨便亂吃」兩餐,而是要更精準地挑選每一口食物。我的建議是:早午餐吃得豐富一點,像是水煮蛋、煎魚、地瓜、冷飯配青菜等;晚餐則減少澱粉比例,增加蔬菜與蛋白質,就能讓減重更有效率又不餓肚子。

不管是一日三餐還是兩餐,重點還是在於「規律、均衡、適量」。只要能夠穩定執行,找出最適合自己的進食節奏,就不用擔心減重會餓到發抖,還能享受生活的節奏感!

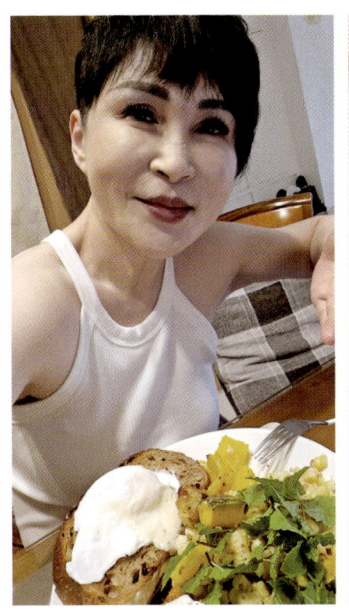

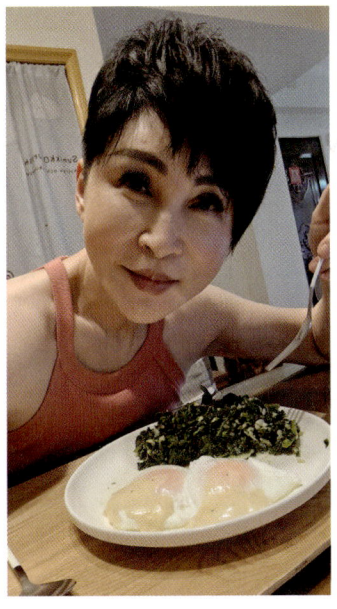

● 減重期間,每天給自己一個豐盛的早午餐,一天雖然只有兩餐,但營養均衡,瘦得也比較快喔!

> **❗ 垃圾食物不是正餐**
>
> 　　披薩、漢堡、炸雞、薯條就不能算是正常的飯食，那都是垃圾食物，不管怎麼吃都會胖！所以五週的減重時間裡，盡可能選擇看得到的「原型食物」，就是沒有加太多醬料或添加物，才容易減去體內脂肪。

▶ 用餐前中後不喝湯，改喝水

　　減重時要戒掉喝湯湯水水的習慣。大部分湯品的熱量實在太高了，就算熱量不高的湯品，喝下去容易飽也容易餓。

　　以前我還會先喝湯來佔據胃的空間，認為這樣就會少吃菜餚或主食。其實這樣反而餓得很快，上個廁所不到一小時又餓了，吃東西的慾望開始蠢蠢欲動。而且後來發現這些湯要不是用豬骨頭去熬的，就是用連皮的雞肉、雞骨、雞腳，或者是勾芡的羹湯像是酸辣湯這類，其實一碗湯的熱量和油脂都不少。

　　減重時請改喝水，想要有些變化就喝無糖的豆漿、咖啡、紅茶、綠茶，或自製香草水、檸檬水，絕對不能喝可樂、汽水、啤酒或含糖飲料。其中無色、無味、無熱量的水，很適合在餐前、餐中、餐後喝幾口，讓你食物不會吃過量，也不會因為菜餚太乾、太鹹造成口乾舌燥，對減重真的有極大的幫助。

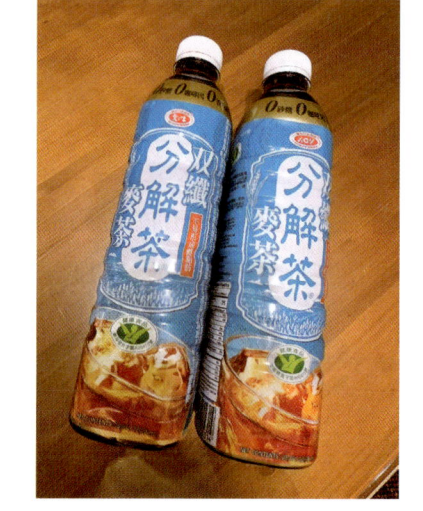

一口食物咀嚼 30 下，容易飽足還能消耗更多熱量

聽到吃一口飯要咀嚼30下，一定很多人會瘋掉！偏偏這種減肥方式，還獲得全世界不少減重醫師的認可，**因為細嚼慢嚥可以消耗更多熱量，也比較容易飽。**

我們當記者不是只有講話速度快，為了爭取時間，吃飯速度更快。常常是狼吞虎嚥，有時還得邊吃飯邊講話，這就是老人家常說的「呷飯配話」，吃完消化會變得非常不好，常常造成腸胃不適。如果又剛好碰到餓得半死的時候，吃東西根本就是囫圇吞棗，不知不覺吃下過多食物。所以會胖的人通常吃飯速度都很快，肥胖部位大多是腹部。

狼吞虎嚥型吃東西的人之所以體型會比較胖，是因為大腦根本來不及接收到食物已經填滿肚子的訊息，當大腦意識到吃飽的時候，其實早已經吃過量、吃太撐了。攝取過多熱量沒有消耗掉，自然轉化成脂肪並堆積在全身。

進食的速度決定身材胖瘦。當我決定開始減重時，時常提醒自己放慢吃飯速度。以前快快吃，10分鐘之內可以吃下很多東西，因為都沒有仔細咀嚼，現在細嚼慢嚥一口30下，東西沒有吃得多，但很快就有飽足感。不知不覺食量變得比較小，熱量攝取也變少了，這個方法對減重的人來說，執行力高又超級受用。

在日本有一項非常有趣的研究，發現進食速度越快，消耗的熱量反而比較少，但若把食物咀嚼到呈現「乳糜狀」時，消耗的熱量反而會增加。因為透過充分咀嚼，除了可以讓身體分泌瘦體素之外，同時也會讓體溫提高、增加代謝力；另外也降低吃的慾望，無形中降低了每日總熱量的攝取，養成習慣之後比較容易飽，也不太會嘴饞，體重和體脂絕對會下降很快，對減重的幫助非常大。

用好習慣打造易瘦體質

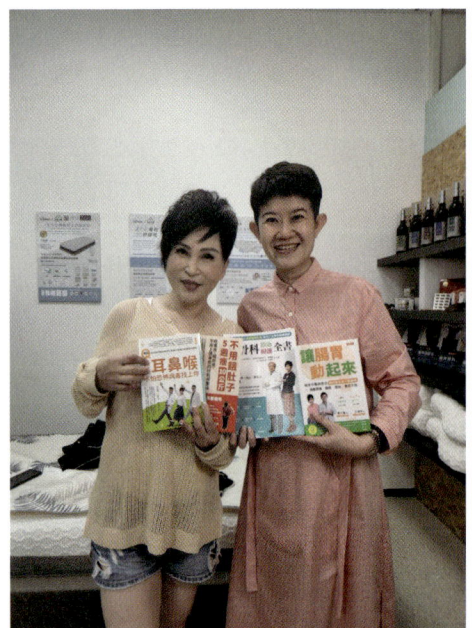

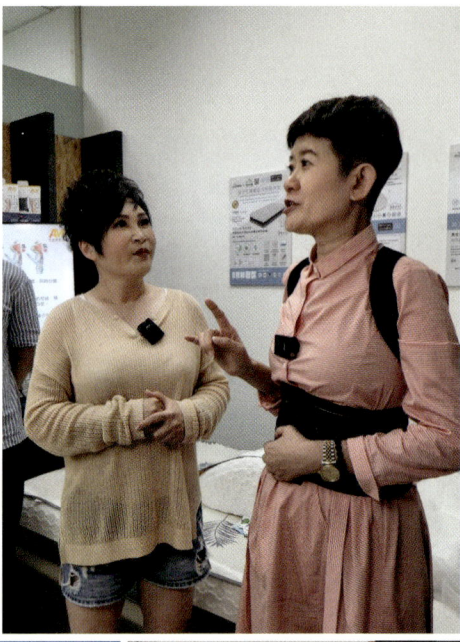

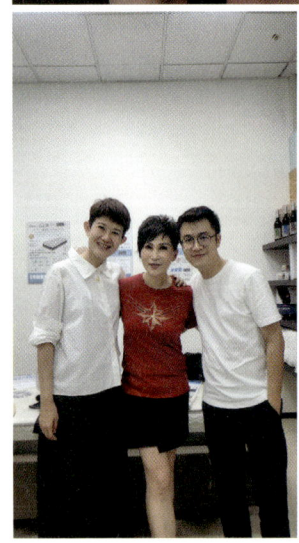

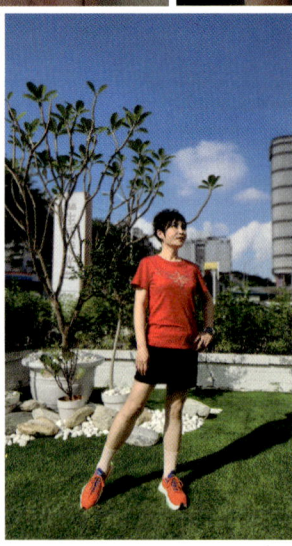

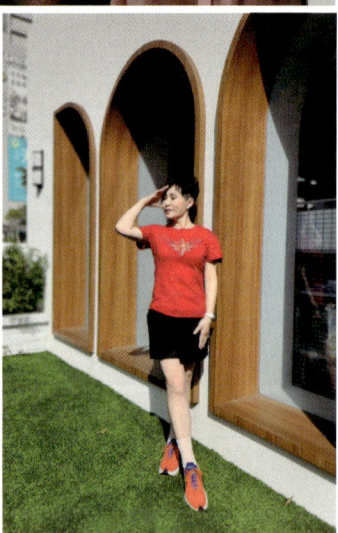

- 當記者時吃飯速度超快,反而讓體重不斷往上升。改成放慢速度加上一口飯嚼 30 下,體重和體脂都下降不少。(馬來西亞知名主持人蔣珮珮)

PART 2
你以為你沒吃很多，其實是「默默吃過量」

縮小食器尺寸，間接縮小衣服尺寸

「小菜碟減肥法」就是日本的「小鉢減肥法」，這是日本女星松嶋菜菜子產後用極短的時間瘦下來、恢復苗條身材的方法。

先將主食從原本一碗飯的容量，減少成1／2碗。重點在於使用裝醬油或醬菜的小碟子盛裝配菜，這樣每個碟子裡頂多只有2至3湯匙的分量。一餐就是半碗飯（冷飯）加上2到3個小碟子的菜，就可以吃得很豐盛卻不會過量。

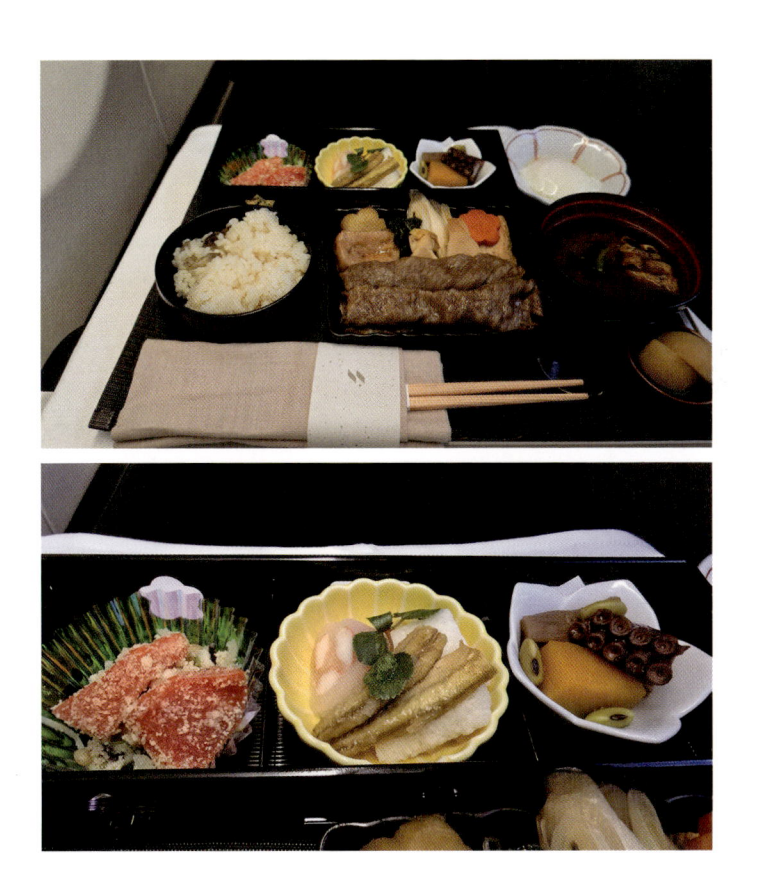

9 「分享」易瘦，「獨享」易胖

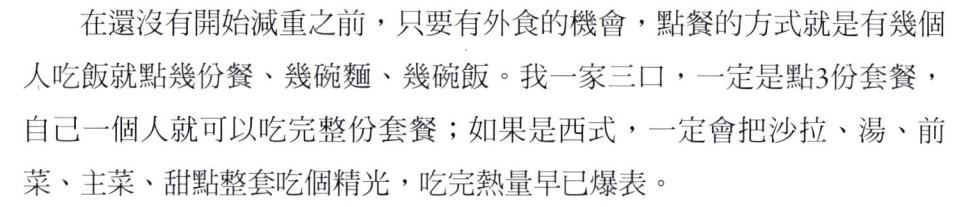

　　在還沒有開始減重之前，只要有外食的機會，點餐的方式就是有幾個人吃飯就點幾份餐、幾碗麵、幾碗飯。我一家三口，一定是點3份套餐，自己一個人就可以吃完整份套餐；如果是西式，一定會把沙拉、湯、前菜、主菜、甜點整套吃個精光，吃完熱量早已爆表。

　　若是中菜點菜，也是吃到盤底朝天，若是吃不夠還會再點續盤。除此之外，還經常一個人躲起來吃東西，喜歡獨享食物是許多肥胖者的壞習慣。

　　現在我們家依然是點3份套餐，但是我會把自己套餐2／3的分量分給其他人，剩下的再細嚼慢嚥吃完。1／3的量並不會吃不飽，吃完後也差不多7分飽，而且攝取的熱量會減少很多。吃中餐我就會用前面提到的「小菜碟減肥法」，吃完之後一樣也就是7分飽，其他菜就留給別人吃吧。

　　麵食類的店家通常有分大碗跟小碗，我通常會點兩份小碗的麵，再把我碗裡的麵分出2／3給家裡的男生吃，這樣的分量對我跟男生來說都剛剛好。或者點餐時也可以請店家幫你把麵放少一點，細嚼慢嚥不要喝湯，可多攝取蛋白質。減重5週的時間養成「分享」的習慣，減少攝取的熱量，體重自然也會下降。

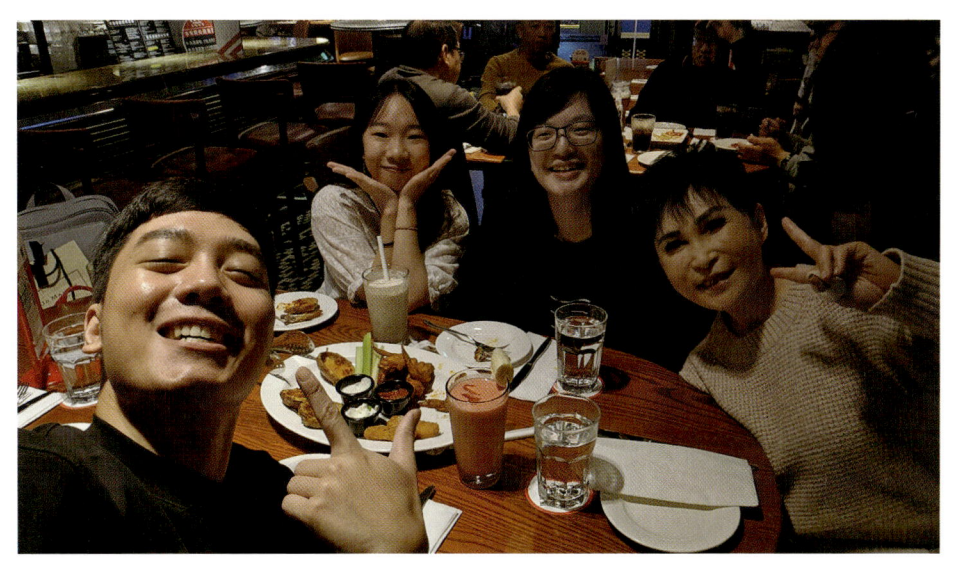

● 學會分享食物，真的可以分擔我不少熱量。

影響身材的進食順序

　　要根據食物的屬性，來決定吃進肚子裡的順序，也就是要瞭解食物在腸胃道消化的時間，就可以知道先吃什麼、後吃什麼，才能讓自己一整天都不會有低血糖和飢餓感，更不會變胖。

　　由於蛋白質需要較多時間消化，所以減重時的飲食順序，可以先從蛋白質下手，像是雞、鴨、牛、豬等等，而蔬菜根莖類高纖食物消化的時間比較短，所以就放在蛋白質之後再來吃，最後才會碰澱粉。

　　有些人減肥的時候光靠蔬菜來充飢，飢餓感會特別強烈，肚子總是空空的不夠紮實，始終沒有吃飽的感覺，因為一下子就被消化掉了。減重時學會進食的順序，養成先吃蛋白質再吃蔬菜，最後才吃澱粉的習慣，不僅可以延長飽足感，更可以降低飢餓感，餐與餐之間也不會有想吃零食的慾望了。

別再把水果當晚餐吃了

我認識一位洗車廠老闆,年紀不到60出頭,四肢纖細,卻有個看似懷胎6個月的大肚腩,皮帶一直是綁在肚腩之下,肚子看起來更為突出。有一天去洗車時他問我:「明明吃很少為什麼還是瘦不下來?」他老婆在旁邊附和:「白天很忙都沒有時間吃飯,所以白天真的吃得很少!」

我問他們晚餐都吃些什麼?夫妻倆異口同聲回答說:「水

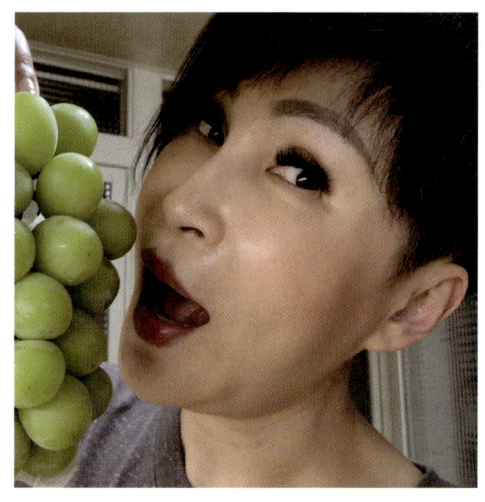

● 別再把水果當晚餐吃了,大肚腩一定會跟著你!

果。」還特別強調不甜的水果不吃。換句話說,他們把水果當成正餐來吃……難怪他先生的大肚腩一直消不下去。後來他戒掉把水果當晚餐的習慣,不到兩個星期的時間,那顆肚子果然不見了!

我自己也曾經用水果當晚餐來減重,不管哪種水果來者不拒。夏天必吃一堆西瓜、芒果、最愛麝香葡萄,秋天吃柚子,冬天吃水梨、水蜜桃、鳳梨,一樣都不少不了。結果不到2週,肚子紮紮實實地多了一圈「肥油」,體重爆增5、6公斤,體脂肪更超標30%,超音波還檢查出重度脂肪肝,都是太甜水果惹的禍。

如果單純比較熱量,像是牛番茄、芭樂、蘋果、火龍果、奇異果,這些熱量都不是很高,晚餐時不要過量倒也還好。偏偏我喜歡食用甜度較高的水果當晚餐,越甜的水果,果糖含量比較高,又非常容易被人體吸收,這樣會使腹部脂肪特別肥厚,肝臟分解不完的脂肪會堆積在肝臟裡,就變

成脂肪肝。減重期間不一定要吃水果，因為有太多其他天然食物可以取代水果的纖維素和營養素，又沒有水果最大的問題——甜度。

減重時我戒掉吃水果當晚餐的習慣，肚子上那圈厚厚的脂肪一下就像消風的氣球不見了。倘若減重期真的很想吃甜度高的水果，建議跟我一樣養成習慣，在太陽下山前吃完，也就是傍晚前吃完，攝取的量都不要超過一個飯碗，就可以享受水果的美味卻無體重的負擔喔。

想吃大餐，就選擇午餐和下午茶時段吧！

這是一個計算總熱量的概念。週休二日是全家人難得放假的時刻，聚餐成為家庭維繫感情的方式，所以假日會找一間吃到飽餐廳，邊吃飯邊聊天。而忙碌了一個星期，假日晚起床是在所難免的事。有多晚？睡到「自然醒！」可能是11點或過中午了，就這樣配合假日起床時間，可以選擇11點半到2點吃午餐，或是2點半到4點半下午茶吃到飽的餐廳，慢慢享受美食。這餐絕對可以讓自己吃到飽，但不是吃到撐喔！

吃到飽的方式也有學問。由於菜色種類繁多，超過一半是高油、高糖、高熱量的邪惡料理，要吃這些東西只有一個原則：就是每次餐盤中只能放3、4種菜色，每種菜色只取一湯匙的分量，是用喝湯的湯匙，不是夾菜的大湯匙喔。吃完一盤後，中間隔3到5分鐘再去取餐，這餐飯你就會不停地起身走來走去，無形中也在消耗一些熱量。

此外，每一口要咀嚼30下再吞到肚子裡，也許你會覺得這樣吃東西很麻煩，但是透過充分咀嚼和增加起身走動的次數，讓大腦充份傳達「吃飽了」的訊息，自然發現肚子很快就有飽足感了。維持7分飽、一口咀嚼30下的原則，其實什麼都可以吃。

也切記含糖飲料不要碰！碳酸飲料不要碰！果汁不要碰！沖一杯熱的薄荷茶、綠茶、普洱茶或是開水，邊吃飯邊喝點茶或水，可以去油解膩。吃完大餐後也不要馬上坐著，找個地方散步15到20分鐘，或者逛逛附近的賣場、百貨公司、捷運地下街。如果剛吃完一大堆美食就坐著不動，脂肪容易很堆積在腹部。

　　因為一天只吃這一餐，攝取的總熱量絕對綽綽有餘，若是到了晚上肚子還感覺有些空虛，建議只要喝一杯無糖豆漿、無糖燕麥奶、低脂牛奶來取代晚餐，否則一天的熱量就會超過了。

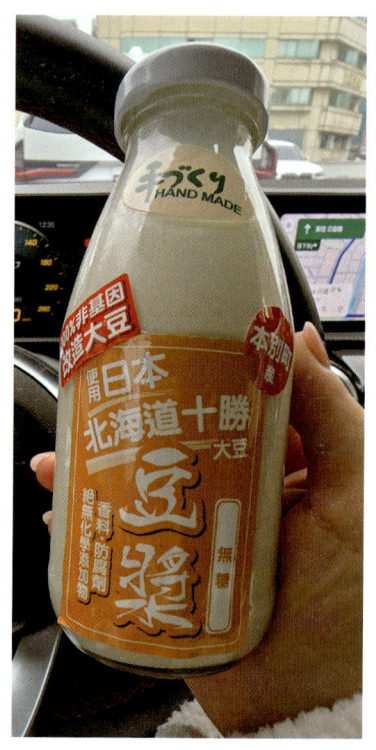

● 一天一餐，晚上若感到饑餓，可以用無糖豆漿取代晚餐。

10 每晚睡足6至7個小時，讓瘦體素幫助身體燃燒脂肪

經常熬夜或睡不飽的人，不容易瘦下來。我以前只要熬夜寫稿，特別容易感到飢餓，就算沒有在半夜吃東西，隔天體重也會上升1至2公斤，真的是屢試不爽。直到調整睡眠時間和長度之後，體重也跟著順利下降，才知道睡眠不足或品質不好，會讓體內負責控制飢餓感的荷爾蒙產生變化，使身體特別想要儲存脂肪，還特別想吃甜食、高脂肪、高碳水化合物的食物；血糖變化也會比較大，更容易感到飢餓。

建議每天在晚上12點到1點左右就寢，並睡足6至7個小時，因為瘦體激素是在這時段開始分泌。美國華盛頓大學曾經找來1千多對雙胞胎，

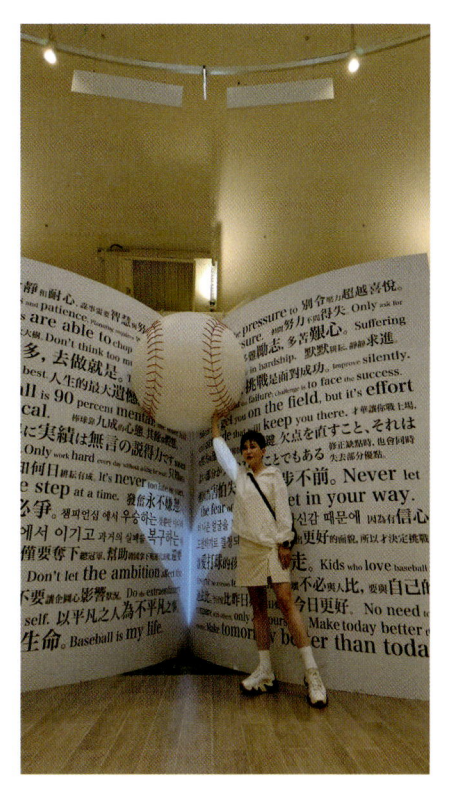

● 睡對、睡足時間，讓瘦體素成為減重的神隊友。

收集他們的身高、體重和睡眠時數的資料,發現睡眠時數若少於7小時,消化能力與代謝率都會變得比較差,也容易變胖。日本流行的睡眠減肥法,也是利用瘦體激素降低想吃的慾望;《內科醫學年鑑》研究也發現足夠的良好睡眠有減重效果,醒來也比較不容易餓。

減重者在睡足7個小時之後,減掉的體重有一半以上是脂肪;如果每天睡不到6個小時或半夜不睡覺、經常熬夜而睡不夠的人,根本無法分泌瘦體激素,就減不到什麼脂肪。但睡太多或睡錯時間也沒有用,身體是很聰明的,不會因為你睡得越多就瘦得越多。

所以減重期間我養成不熬夜的習慣,每天固定時間上床睡覺,並且睡足7個小時。很快地體重和體脂在一個禮拜就有很驚人的變化,促進新陳代謝、降低食慾,精神和體力也都變得特別好。

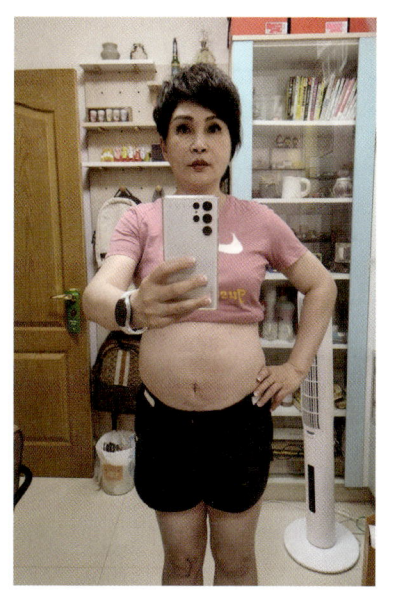

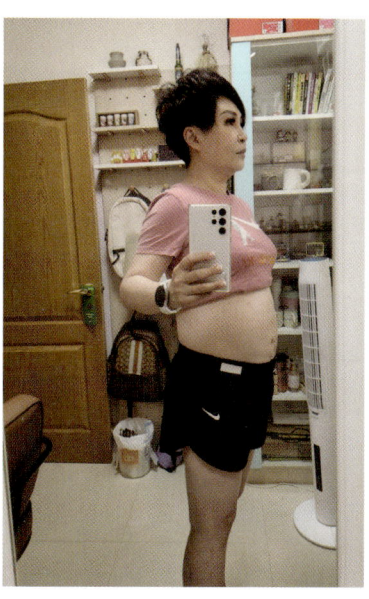

PART 2
你以為你沒吃很多，其實是「默默吃過量」

● 瘦身前 2023 年 8 月

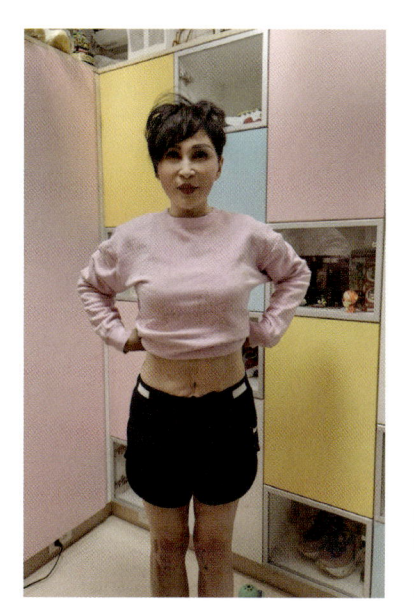

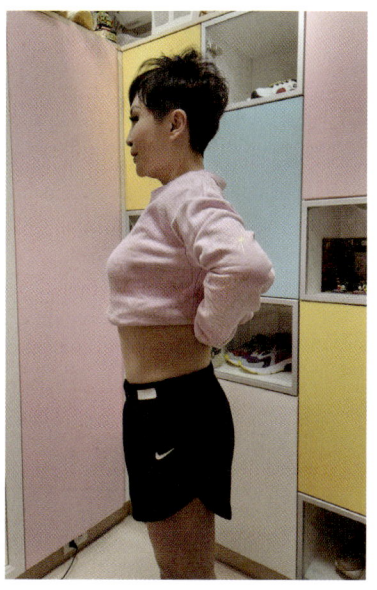

● 瘦身前 2023 年 8 月

● 瘦身後 2023 年 10 月

● 瘦身後 2023 年 10 月

63

PART 03

挑對東西吃，
就能開心瘦到對的地方

11 吃出易瘦體質：蛋白質、好油、彩虹植化素，一樣都不能少！

你也以為減重只能靠單一飲食？錯！其實只要吃對東西，不僅能開心享受食物，還能讓你瘦得剛剛好、瘦得漂亮。

從優質蛋白質（不論葷素）、到無調味堅果的好油脂，再到五顏六色的蔬果植化素，其實減重不用餓肚子，也不必刻意忌口。只要選對食材、控制份量、搭配均衡，每一口都能幫助你建立「不易胖」的體質，養成「吃得健康、瘦得快樂」的新習慣。

▶ 肚子餓了，怎麼辦？就去吃東西呀！

減重時絕對不能餓肚子。若讓自己經常處在飢餓狀態，減重只會失敗，而且復胖機率更高。所以肚子餓時可以吃，但不是什麼都能吃，也不是無限量地吃到撐！只要挑對東西、控制份量，減重時長的是肌肉不是脂肪。五週內減掉10公斤，真的沒那麼難。

揮別甜食，選優質蛋白質才是快樂又瘦的關鍵

蛋白質是減重期間非常重要的營養素。若長期攝取不足，不只會讓新陳代謝變慢、減重進度卡關，還會導致肌肉量下降。想真正降低體脂肪，關鍵在於增加肌肉量。

壓力大時特別想吃甜食，因為壓力荷爾蒙皮質醇（可體松）會抑制快樂荷爾蒙血清素，身體會自然地想用甜食提升情緒。但甜食帶來的快樂只是短暫的假象，真正能穩定情緒的是蛋白質，能協助腦內穩定分泌血清素。

此外，蛋白質消化慢、飽足感強，能抑制對甜食和高熱量食物的渴望，是減重的好幫手。但注意，蛋白質吃太多也會對身體造成負擔，例如腎臟壓力、水腫、甚至轉化成脂肪造成脂肪肝，適量攝取才是關鍵。

> **！ TIPS：什麼是可體松？**
>
> 可體松是一種壓力荷爾蒙，當你壓力大、睡不飽或常熬夜時，體內的可體松就會飆高，結果就是──特別容易肚子餓、特別想吃甜食，還特別容易胖在肚子！所以想減重，不只要吃對，也要睡飽、放鬆心情喔！

植物蛋白也能吃出瘦身效果

衛福部建議每日「豆魚蛋肉類」攝取量為3至8份，一份約為1/4個手掌大小。一般久坐上班族、家庭主婦或活動量低者，每天一杯250cc無糖豆漿，加一顆蛋與30g肉類就足夠。

不想天天吃動物蛋白，植物蛋白也是好選擇，例如黃豆、黑豆、毛豆等，富含膳食纖維與植化素，有助於降低膽固醇、保護心血管。但因吸收率較低，建議一週中交錯安排：

- 星期一、三、五：雞胸肉、蛋、低脂牛奶、瘦牛肉
- 星期二、四、六：豆腐、豆干、無糖豆漿、未炸豆皮（千萬別吃百頁豆腐）
- 星期日：海鮮日，攝取鮪魚、鮭魚、蝦、貝類等

> ❗ **每天該吃多少蛋白質？計算方式如下：**
>
> **每日蛋白質攝取量 = 體重（公斤）× 1g**
>
> 例如體重 60 公斤，每天應吃 60g 蛋白質，若吃三餐，每餐就要分配 20g；若只吃午晚兩餐，每餐就要吃到 30g，才足夠支撐肌肉合成與減脂效果。

高蛋白粉也不是萬靈丹

很多人減重時一股腦狂喝高蛋白粉，卻忽略其他營養素比例失衡。若攝取過多蛋白質而忽略蔬菜、水分、油脂，反而會造成代謝變慢，甚至腎臟過勞。

適量攝取才是關鍵。正常人每天蛋白質建議攝取量為體重（公斤）×1克，運動量較高者可至1.2～1.5克。建議將攝取來源以天然食物為主，像是雞胸肉、豆腐、雞蛋、魚類，搭配必要時再補充蛋白粉，不宜依賴過度。

抓狂想吃甜的？冷地瓜讓你甜得剛剛好！

減重時最難熬的，就是嘴饞、想吃甜食的那一刻！這時候別衝動買蛋糕或珍奶，其實「冷地瓜」才是最能撫慰你心靈、又不會搞砸體重控制的神隊友。

地瓜是低GI的非精緻澱粉，含天然甜味，能有效延緩血糖上升、拉長飽足感，而且越冷越厲害！地瓜在冷卻後會產生「抗性澱粉」，這種澱粉不容易被小腸消化，能降低吸收率與熱量密度。根據研究，冷地瓜的消化率甚至比熱地瓜少一半，對於控制血糖和減少脂肪囤積非常有幫助。

我平常會選手掌長度的冷地瓜連皮吃，這樣能保留最多的膳食纖維與植化素。200克地瓜約含4.8克纖維，這些膳食纖維會與膽酸結合、幫助降低膽固醇，也能刺激腸道蠕動，讓排便更順暢。有吃地瓜的日子，糞便型態幾乎都超完美，身體也輕盈許多。

但請記住：地瓜雖然好，也不能天天吃太多。每100克地瓜大約有120大卡熱量，吃超過一根就等於吃下一碗飯，還是得適量控制，吃多了還是會胖！嘴饞不用忍，挑對食物才是真本事。地瓜甜得自然、吃得安心，是讓你減重路上不孤單的最佳安慰甜食。

> **❗ 建議吃法：**
> - 份量：手掌長度一根即可
> - 狀態：放涼或冰過再吃 → 形成抗性澱粉，減少吸收率
> - 好處：促進排便、降低膽固醇、增加飽足感

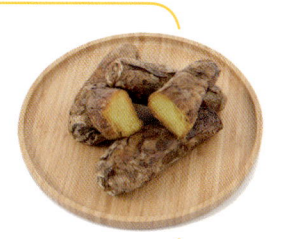

「蕉」你不餓，「水」到渠成瘦得快！

香蕉真的是減重時的好朋友。尤其當你忙碌一整天、身體缺乏能量，或者餐與餐之間想吃東西的時候，香蕉就是最快速方便，又能補充能量和精神的食物。再搭配一杯250cc的開水，不但有飽足感，更能減少吃零食的慾望。喝水的目的是讓香蕉在腸道裡膨脹數十倍，同時也能幫助腸道蠕動、清理腸道，有助於排便。

我出差時通常都會請飯店為我準備香蕉，因為早餐時段我都不會在餐廳用餐，就用一根香蕉搭配一杯開水，或是低脂牛奶、無糖豆漿，就可以解決一餐，也不會熱量爆表。但午餐和晚餐要維持正常吃法，或者吃香蕉加麥片和低脂牛奶來取代晚餐，但是還是要在晚上七點半前吃完。麥片可以讓消化吸收的速度變慢，讓飽足感維持得更久。

香蕉熱量不高，一根約100公克的香蕉，熱量只有87至100大卡左右，還有維生素B6、維生素C、鎂、鉀等礦物質。鉀可以幫助水的代謝，讓你在減重時不易水腫，同時內含色胺酸能抑制嘴饞，讓晚上能一夜好眠。另外香蕉豐富的水溶性膳食纖維、果膠、寡糖，可以幫助腸道蠕動，讓排便更順暢。另外它也是抗性澱粉，減重時偶爾吃香蕉來補充能量，對體重、體脂都不會造成太大的負擔。

提醒一下，減重時切記每次、每天不要超過兩根香蕉，畢竟只是暫時補充能量，而不是讓你用香蕉來減重。長期用香蕉來減重，可能會變得更胖喔！因為香蕉是能讓血糖快速上升的高GI水果，吃完之後血糖就會快速下降，讓飢餓感又回來了，反而會讓你下一餐食慾變得很好，吃得更多，長期下來對減重根本沒有幫助。

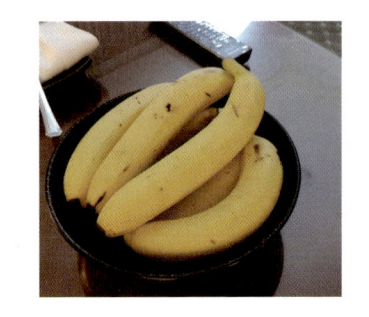

12 嘴饞救星！吃對堅果與澱粉，小點心也能助攻減重

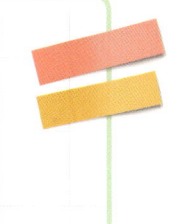

▶ 嘴饞、肚子餓，就吃一小包原味堅果

　　減重時真的要養成少吃或不吃加工食品的習慣，特別像是洋芋片、麻花捲、餅乾、糖果、蜜餞、肉乾等等，這些加工食品添加許多調味料，吃完後很容易口乾舌燥而不小心喝下更多飲料。或者有些零食吃完後會更開胃，而且有時候也不見得是肚子餓了，只是嘴饞而已。

　　我本來就是一個不愛吃零食的人，減重期間想要吃零食的慾望也就沒有很大。但是對於喜歡吃零食的人來說，減重時不能吃零食是一種折磨和壓力，那就挑選對減重有幫助的零食吃吧！

　　這種零食就是：一小包原味堅果。我強調的「原味」就是不加任何糖、鹽、香料、楓糖等額外調味品，只有堅果本身的味道。原味在減重時會有降低食慾的作用喔！

　　但是只有一小包，30~50克左右？你一定以為我是在開玩笑吧？千萬不要小看這一小包原味堅果，每次吃1顆、1顆咀嚼30下，會發現真的不嘴饞了，還可以降膽固醇。

為什麼堅果有這麼多好處？

- 2005年《時代雜誌》將堅果列為「10大最健康食物」之一。
- 衛福部「每日飲食指南」也建議每日應攝取一份堅果種子（約10顆）。
- 堅果含有豐富的單元不飽和脂肪酸（MUFA），有助提升好膽固醇（HDL）、降低壞膽固醇（LDL），還含有膳食纖維、維生素E、葉酸、鎂、鐵、鋅等礦物質，有助減脂、抗氧化、促進代謝。

但記得不要貪心一次吃太多，10顆堅果的熱量相當於一湯匙油（約45-50大卡），控制在每日30~50克以內才不會超標。

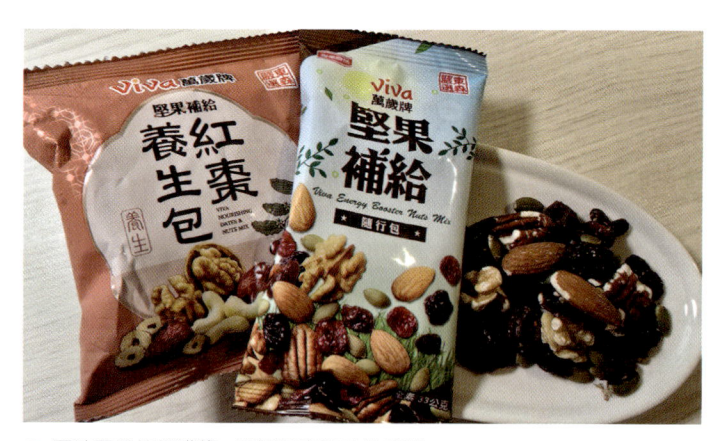

● 原味堅果能解嘴饞，還能提高脂肪的代謝。

哪些堅果對減重最有幫助？一次看懂！

堅果種類這麼多，減重時該怎麼選？以下這些堅果因為富含膳食纖維與健康脂肪，不但能提升飽足感，也能幫助血糖穩定，是減重族的天然小幫手：

堅果種類	主要營養成分	減重益處	建議每日攝取量
杏仁	維生素 E、鎂、膳食纖維、單元不飽和脂肪	延長飽足感、降低血糖波動	30～50g
開心果	維生素 B6、抗氧化物、膳食纖維	抑制食慾、穩定血糖、減緩澱粉吸收	約 30g
核桃	Omega-3、多元不飽和脂肪、α-硫辛酸	降低發炎、促進脂肪代謝	約 30～40g
榛果	維生素 E、膳食纖維	提升飽足感、影響血糖穩定	約 25～30g
松子	Omega-3、鐵、鎂	幫助血糖穩定、增加飽足訊號	約 15～20g

松子，是特別適合女性的減重堅果

根據美國研究，松子的油脂可促進腸胃道荷爾蒙分泌，產生飽足訊號，能有效降低食慾。女性減重時可適量攝取松子，不僅滿足口腹之慾，還能有助於體重控制。

> ⚠️ **堅果怎麼吃最有效？記得這 4 點：**
>
> - ☑ **餐前吃少量**：可以減少碳水攝取、控制血糖起伏。
> - ☑ **選原味堅果**：避免糖、鹽與香料，才能發揮健康效益。
> - ☑ **每天最多 30 ～ 50g**：熱量高，別當主餐吃。
> - ☑ **搭配高纖食物效果更佳**：像是燕麥、豆漿或白腎豆萃取物，能增加飽足感，提升減重效率。
>
> 堅果是一種天然、健康的減重輔助食品，只要選對種類、控制份量，就能在享受美味的同時穩穩瘦下來！

13 吃對油更能瘦！破解防彈咖啡、生酮與高蛋白迷思

◎ 減重不是拼命喝油或補蛋白，吃對好油才是關鍵

這幾年很多人為了減重，不是天天喝防彈咖啡，就是嚴格執行生酮飲食或狂吃高蛋白粉。但實際上，這些方式不但難以長期執行，還可能讓你越減越胖、身體出狀況。

像是我有一位女性朋友，體重70公斤開始喝防彈咖啡，三餐沒變，只是把早餐換成黑咖啡加奶油和椰子油，一個月後非但沒變瘦，體重還增加了3公斤。檢查發現膽固醇、肝指數全面飆升，醫生說她的身體根本無法處理這些油脂，反而造成代謝負擔。

另一位男性朋友則奉行生酮飲食，一日三餐幾乎只吃肉和油脂，完全不碰飯和水果。兩週內體重確實掉了4公斤，但到第三週時出現口臭、便秘和情緒低落等問題，還因為一次應酬喝了幾口酒，隔天出現低血糖和頭暈，被醫生警告再這樣下去會傷腎。

這些例子讓我們知道，減重並不是靠極端飲食來達成。身體需要適量的脂肪來運作，尤其是好的油脂，不僅能幫助吸收脂溶性維生素（A、D、E、K），還能穩定荷爾蒙、提升代謝、保護心血管。

滴油不沾反而瘦不了？

許多減重者害怕攝取脂肪，一口油都不碰，導致體力變差、容易水腫、怕冷、臉色暗沉、皮膚乾燥，甚至是嚴重的便秘，這是因為身體缺乏好的油脂，無法正常合成荷爾蒙與維持器官功能。

我自己在減重過程中曾經試著滴油不沾，兩週後發現明明吃得不多，體重卻沒下降，精神也變得很差。後來營養師提醒我應該每天攝取適量好油，像是橄欖油、苦茶油、亞麻仁油或椰子油等冷壓油品。

根據衛福部建議，每人每日油脂攝取量為3茶匙（約15ml）。建議可用1茶匙入菜炒青菜，1茶匙涼拌，1茶匙拌飯或湯品，達到平衡。

怎麼吃到「好油」？日常簡單做法：

- 烹調時交錯使用橄欖油、苦茶油、椰子油。
- 避免油炸、避免高溫重複用油。
- 若外食，可選擇水煮、涼拌、蒸煮等料理方式。
- 食物可淋些冷壓亞麻仁油或橄欖油增加風味與營養。

簡單總結：好油怎麼選？

油脂種類	來源	建議用法	特色
橄欖油	初榨橄欖	涼拌、生食為佳	抗氧化、保護心血管
椰子油	椰子果肉	可加熱、炒菜	中鏈脂肪酸、提升代謝
苦茶油	苦茶籽	涼拌或小火煮	高油酸，適合熟齡族群
亞麻仁油	亞麻籽	涼拌、不可高溫	Omega-3 豐富，助降發炎

油脂不是敵人，只要選對和吃對，反而能幫助身體燃燒脂肪、提升代謝，成為你減重路上不可或缺的好幫手！

PART 3
挑對東西吃，就能開心瘦到對的地方

14

彩虹飲食：
越繽紛，體脂降得越輕鬆！

　　有一次健康檢查時，發現自己身體一直處於慢性發炎狀態（CRP值常低於0.3），體脂肪也偏高。那時即便外表看起來像個瘦子，體內脂肪卻高達33%，實質上是一個「內胖體質」，說白了，就是一個「外瘦內胖」的身體，肚子鬆垮、走路晃油，怎麼瘦都瘦不到重點部位。

　　直到有營養師建議我嘗試「彩虹飲食法」，說這不僅能幫助瘦小腹，還能有效降體脂、防止復胖。我本來半信半疑，但後來看到英國名廚傑米・奧利佛的轉變，才真正被說服。

　　傑米過去愛用奶油、起司、大塊肉，圓滾滾的體態一點都不讓人意外。但後來他竟瘦了一大圈，烹調方式也變了，15分鐘就能做出三、四道彩色蔬果料理。雞胸

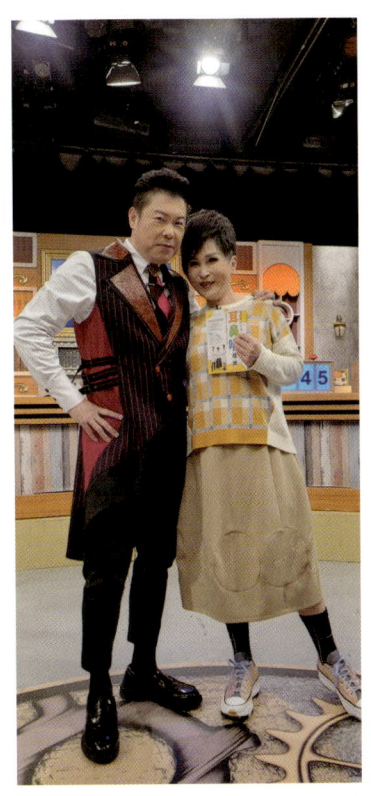

● 外表看起來瘦瘦的，其實是內瘦外胖，肚子上的肉用衣服遮起來（名主持人曾國城）。

77

肉、瘦牛排、腰內豬肉加上繽紛蔬果，讓他在一個月內瘦了近12公斤，原本緊繃的襯衫扣子也鬆了不少。他的瘦身關鍵，就是吃進「彩虹食物」裡豐富的植化素！

根據《植化素新飲食》一書說法，過了25歲人體就開始進入老化倒數。男性在35歲後容易中廣、內臟脂肪增多；女性到了45歲，卵巢機能衰退，新陳代謝變慢，皮膚鬆弛、色斑變多，甚至提前進入代謝症候群。而研究指出，這些現象往往與內臟脂肪導致的「慢性發炎」密切相關。

所幸，彩虹飲食的抗氧化力極強，能清除脂化與糖化自由基，幫助抗發炎、加快代謝、燃燒脂肪。只要吃進足量植化素，就能讓小腹平坦、延緩老化、健康有感。

彩虹飲食怎麼吃？

原則非常簡單：「紅、橙、黃、綠、黑、白、紫」七色蔬果，每天盡量都要吃到！種類越多、顏色越豐富越好。美國癌症協會建議每天至少攝取5種不同顏色蔬果，每種份量約一飯碗或一拳頭大小。理想組合為：80%蔬果 + 20%高纖五穀、蛋白質。

- **紅色：** 番茄、草莓、枸杞、蔓越莓等，含茄紅素與維生素C，有助抗氧化與促進血液循環。
- **橙黃色：** 地瓜、南瓜、木瓜、柑橘等，富含類胡蘿蔔素、葉黃素，有益眼睛、皮膚與心血管健康。
- **綠色：** 青花菜、黃瓜、蘆筍、奇異果等，能降膽固醇、保肝、強骨本。
- **黑色：** 黑木耳、牛蒡、黑芝麻等，有助改善血脂、補鐵、排便順暢。
- **白色：** 洋蔥、大蒜、苦瓜、蘋果等，富含硫化素，有助肝臟排毒、

降血壓。

- **紫色：** 紫菜、藍莓、茄子等含花青素，能增進記憶、促進血液循環。
- **小技巧：** 烹調時盡量保留果皮，因為植化素多集中在皮中；切塊不宜太細、現切現煮，避免植化素流失。烹調方式盡量簡單、短時間、不過油。像我就愛用電鍋蒸茄子，再加蒜末、醬油、麻油與醋，就是一道低脂高植化的家常料理。

顏色	常見食材	主要營養與功效
紅色	番茄、草莓、蔓越莓、枸杞	茄紅素、維C，抗氧化、護心血管
橙黃	地瓜、紅蘿蔔、香蕉、南瓜	類胡蘿蔔素，護眼抗老、防心血管疾病
綠色	青花菜、菠菜、奇異果、黃瓜	維生素C、葉酸，幫助肝臟代謝、降膽固醇
黑色	黑木耳、黑芝麻、牛蒡	鐵、膳食纖維，促進循環與排便
白色	洋蔥、蒜頭、山藥、白花椰菜	硫化素，強化免疫、降血壓
紫色	紫菜、藍莓、茄子、葡萄	花青素，抗氧化、改善記憶力

用好習慣打造易瘦體質

> **! 烹調技巧讓營養不流失**
> - ☑ 蔬果盡量連皮吃，植化素都藏在皮裡面。
> - ☑ 切大塊一點，越細營養流失越多。
> - ☑ 切完立刻烹煮，減少營養氧化。
> - ☑ 用蒸、煮、涼拌方式代替油炸和快炒。

● 五顏六色的彩虹飲食，不但能抗氧化、抗發炎，還能燃燒內臟脂肪、促進代謝。

我每週至少安排三天以彩虹飲食為主，五顏六色上桌，不僅心情愉悅，體重與腰圍也穩定下降。瘦得健康、瘦得持久，其實不難，從每一餐的色彩開始，就能讓你離易瘦體質更近一步！

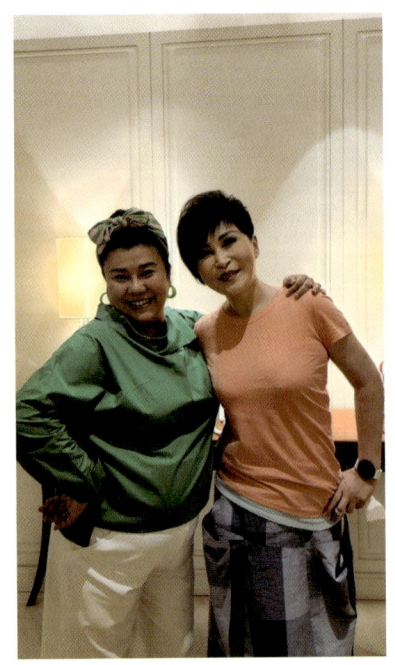

● 用彩虹飲食法不到三週的時間，腰圍一下子就小了好幾吋！（知名藝人林美秀）

15 喝氣泡飲、碰酒精，都是肥胖的催化劑！

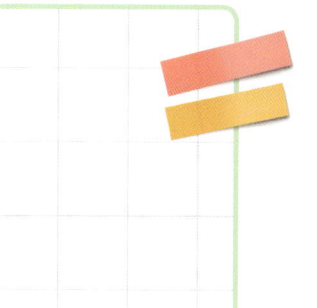

減重時常有人會用低卡、無糖可樂或氣泡飲來取代水，覺得這樣不會增加熱量，還能解饞、提神，結果卻陷入停滯期甚至變胖。

我有個親戚，每天喊著要減重，卻天天在辦公桌放兩大杯無糖可樂，半年胖了12公斤，腰圍多了6吋。後來他戒掉氣泡飲，一個月就瘦了6公斤，從此不再碰這類飲料。

氣泡飲內含的氣體會撐大胃部，讓你更容易感覺餓，其中的人工甜味劑像阿斯巴甜、醋磺內酯鉀、木糖醇等，會誤導大腦以為有糖進來，反而刺激分泌飢餓素（Ghrelin）。根據德州大學的研究，人工甜味劑還會干擾胰島素分泌讓你更想吃甜食與澱粉，還會擾亂胰島素分泌，形成惡性循環。

如果想喝飲料，建議選擇赤藻糖醇這類天然代糖製作的低卡飲品。赤藻糖醇在體內幾乎不代謝、不影響血糖與胰島素，是歐美日主流認可的安心代糖。但最好的選擇仍是白開水，能有效降低飢餓素、促進代謝、清理腸道，是減重不可或缺的神隊友。

不碰酒精，代謝力自然飆升！

你是否也羨慕日劇女主角下班回家來瓶啤酒的瀟灑？但別忘了，她們有專業營養師、健身教練和拍攝濾鏡，而我們有的只有一顆容易囤脂的肝。

酒精本身就是高熱量，1公克酒精有7大卡熱量，遠高於蛋白質與碳水。喝一罐啤酒約150大卡，水果啤酒更含糖，一罐就等於6顆方糖，一場聚會喝兩罐，等於吃下一碗白飯！

此外，酒精會讓肝臟優先代謝酒精而非脂肪，導致脂肪堆積變成脂肪肝，也讓身體代謝力全面下降。若減重期間還持續喝酒，不僅事倍功半，更容易導致腹部肥胖、減重停滯不前。

因此許多明星、模特兒、營養師減重的第一步都是「戒酒」。只要暫停酒精，一個月內可望減下2～3公斤，還能讓你皮膚變亮、氣色更好、睡眠品質提升，效果立竿見影。

減重是一場系統性的調整，從不碰氣泡飲與酒開始，就是踏上真正健康瘦身的第一步。從今天起，讓我們一起為身體「清空多餘的液體熱量」，把代謝力重新開機。**減重不需要硬撐，也不是靠意志力餓出來的，而是靠每天一點點的正確選擇，喝對、吃對、睡對。**

16 換個方式吃飯，順利突破停滯期

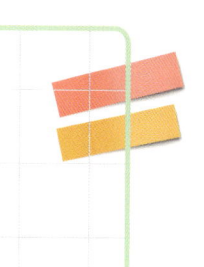

減重進行到一半，體重卻卡關動也不動了嗎？這很正常！這就是傳說中的「減重停滯期」。

一開始減重，體重掉得又快又明顯，讓人信心滿滿。但進行到第3週、第4週時，可能就會開始覺得「怎麼吃得比之前還少，體重卻不動了？」這時候不要懷疑，不是方法錯了，而是身體進入了保護機制。

我們的身體其實很聰明，它會根據你攝取的熱量與活動狀況，自動調整基礎代謝率。如果長期吃得太少，身體為了生存，會開始「省電模式」，降低熱量消耗。所以這時候不是你沒努力，而是身體進入「自我保護」的節能狀態。

▶ 這時該怎麼做？重點就是：「換個吃法」！

☑ 變換進食時間

有時只要把三餐改成兩餐，例如實行「間歇性斷食」（例如8小時內進食、16小時空腹），就能重新喚醒代謝力。

☑ 變換食材種類

吃來吃去都是雞胸肉、豆腐、地瓜，身體早已習慣。不妨加入彩虹飲食，吃更多顏色鮮豔的蔬果、換成不同種類的全穀、五穀飯，或改成瘦豬肉、牛肉、海鮮。

☑ 調整運動強度

如果只是每天散步，也許可以改成一週兩次重量訓練或HIIT高強度間歇運動，激發身體重新燃燒熱量。

☑ 加一餐也無妨！

有時候，你反而該吃「多一點」。加一點原味堅果、低脂優格、雞蛋，補足長期缺乏的營養素，讓身體知道「有能量了」，代謝也會自然提升。

17
選對主食，
不必餓肚子也能慢慢瘦！

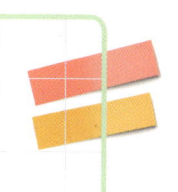

▶ 義大利麵與庫斯庫斯：減重飲食的意外幫手？

你是不是也以為：「義大利麵和庫斯庫斯不就是碳水？怎麼可能能減重？」

但其實，**不是每一種澱粉都該被妖魔化**。只要選對品項、搭配得當，義大利麵與庫斯庫斯反而能成為減重期間的能量穩定器，幫助你撐住飽足感、穩血糖、不亂吃。

許多減肥卡關的朋友，其實並不是吃太多，而是吃得太少、吃得太亂，導致血糖起伏、情緒波動，結果越減越餓、越餓越吃。這時候，聰明用點「好碳水」，才是穩瘦關鍵！

▶ 義大利麵不等於胖，
　　它其實是「低升糖指數」主食代表

一般人都誤會義大利麵是高熱量主食，其實根據《Nutrition &

Metabolism》期刊（2009）的一項實驗指出：「精製白米」的升糖指數約為 85～90，而煮熟的義大利麵平均僅為 40～50，對血糖的影響遠低於預期。

研究還發現：義大利麵的緩慢消化特性，有助延長飽足感，進而降低進食總熱量。這也是為什麼很多營養師會推薦「冷義大利麵沙拉」當作減脂午餐搭配的主食之一。

庫斯庫斯：高纖小麥丸，控糖效果不輸糙米

庫斯庫斯（Couscous）是北非常見主食，由杜蘭小麥蒸製而成，**膳食纖維含量高、GI值低、烹調方便**。根據《Journal of Nutritional Biochemistry》（2015）研究：

「與等量白飯相比，庫斯庫斯的消化速度較慢、血糖反應較低，可作為減重期主食替代選項之一。」

它口感粒粒分明，飽足感強，不容易吃過量，加上它非常適合拌入生菜沙拉、優格醬，**是外食族在便利店與沙拉吧的絕佳選擇！**

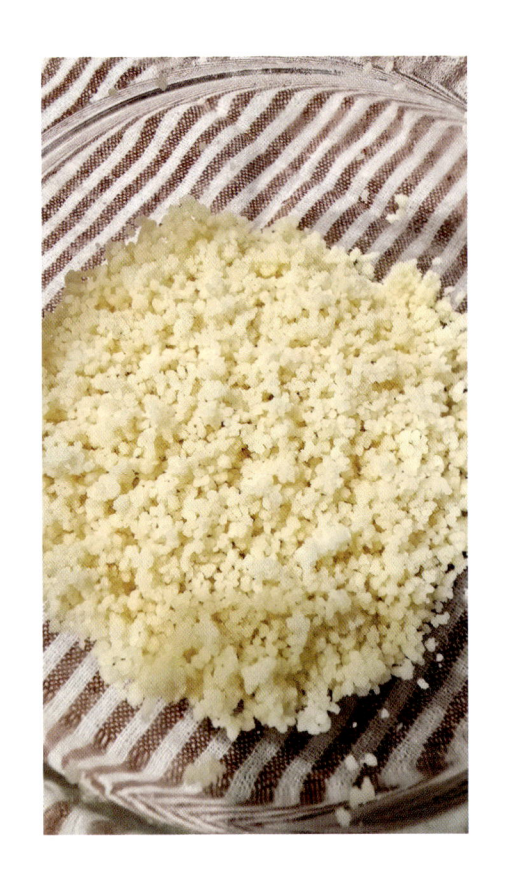

◆ 主食熱量與升糖反應一覽表

主食種類	升糖指數（GI）	熱量（每100g）	飽足感評價	適合減重使用？
白飯	85–90	約 130 大卡	★	✘
義大利麵（煮熟）	40–50	約 130 大卡	★★★	✔
庫斯庫斯	約 50–55	約 110 大卡	★★★	✔

● 數據參考：GlycemicIndex.com + FAO 食品資料庫

◆ 用對碳水，是減重而不是節食

在減重路上，你不該對碳水心生恐懼，而是該練習選擇「對的碳水」。義大利麵與庫斯庫斯正是一種低GI、能控糖、飽足感足夠的友善選項。

搭配優質蛋白質、健康脂肪與蔬菜，不只能幫你穩定情緒，還能吃得飽又瘦得下。別再錯怪義大利麵啦～它其實是減重路上的潛力股！

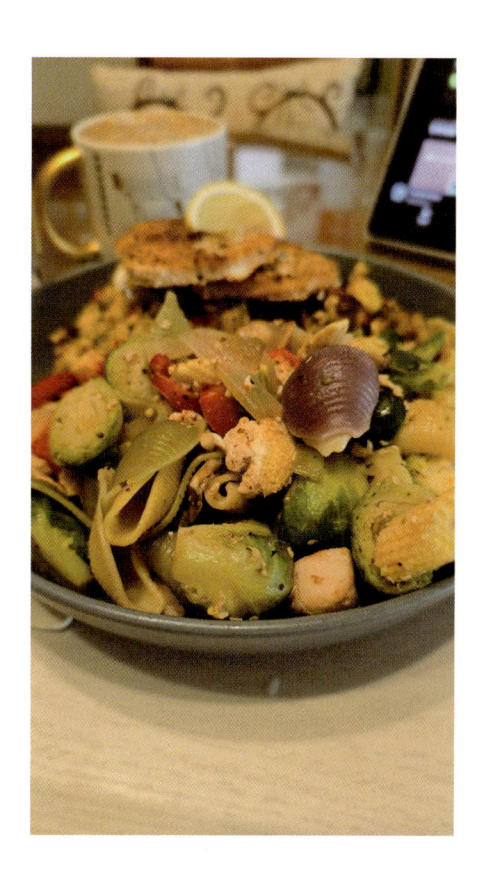

PART 04

減重路上，
需要一點安全又有效的輔助

18 當身體「進入省電模式」，你需要一點幫助

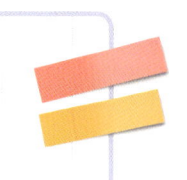

減重遇到瓶頸，不一定是你做錯，而是身體太聰明了！很多人減重前期很順利，前三公斤說掉就掉，結果第四週、第五週就突然「卡住」！明明吃一樣、動一樣，甚至更努力了，但體重卻一動也不動。這不是你不夠努力，而是你的身體啟動了「省電模式」！

▶ 什麼是「省電模式」？它其實是身體的生存本能

當你的熱量攝取持續偏低、體脂下降或壓力太大時，身體會誤以為你正處在飢荒中，於是主動：

- 降低基礎代謝率（也就是你光呼吸就消耗的熱量會變少）
- 調降甲狀腺激素分泌（代謝速度放慢）
- 讓你更容易感到餓、疲倦、甚至情緒低落

簡單說，身體不想讓你「餓死」，所以自動把引擎轉成省油狀態。

但對我們減重的人來說，就是——**卡關**！

不但變瘦變慢，有些人還會開始**復胖**！

那時候我真的很挫敗。根本不是沒努力，而是身體整個「關機」。

那種狀態很明顯——**怎麼吃都瘦不下來、睡再多都累、整天腦霧、情緒又很低落。**

我心裡清楚：這就是壓力荷爾蒙失控、代謝指數全面下修的徵兆，等於身體已經進入「代謝鎖國」。

當時我真的很挫敗，直到我做了兩件事，才慢慢讓身體「願意重新開門」：

一、把吃飯時間調整回來

我開始吃得夠、吃得早，尤其是**午餐要吃飽吃對，並搭配優質澱粉（如冷馬鈴薯、蕎麥麵）**，讓身體知道：「我沒有要餓死你啦！」

這時，瘦體素才會再次分泌，讓身體重啟代謝。

二、適當補充一些代謝幫手

我也開始嘗試以下這幾類營養補充（後面會詳列清單）：

- **CLA、左旋肉鹼**：幫助脂肪轉進「燃燒模式」
- **鉻酵母、膳食纖維粉**：穩血糖＋抑制嘴饞
- **GABA、鎂元素**：讓壓力指數下降，身體才會放心開啟燃燒開關

結果，我沒改變太多運動量，**但身體開始「慢慢地變瘦」**，卡住的體重也終於再次下降。

給正卡關的你：
不是你做錯，而是你該幫身體一把了

如果你現在正經歷以下情況：

- 明明吃很少但沒變瘦
- 一到下午就容易累、暴食、想喝甜飲
- 一動就沒力，甚至不想動
- 月經不規律、便秘、失眠變嚴重
- 別懷疑，你的**身體可能正處在「省電模式」**

這時不是節食加重，而是該：

☑ **吃對** → 加強蛋白質與抗性澱粉

☑ **補對** → 透過科學營養素做輔助

☑ **放對** → 減壓、早睡、讓瘦體素回來

19 選對輔助保健食品，讓瘦身更順利！
（包含：白腎豆、藤黃果、CLA等說明）

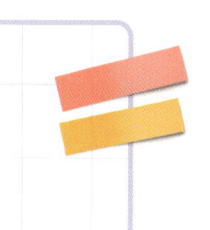

吃得再乾淨，還是瘦不下來？可能是你「缺乏輔助」！很多人飲食調整做得不錯、也有規律運動，但體重還是卡在原地。我自己經歷過，也看過不少粉絲這樣跟我反應。這時候，我會問一句：「你有用對輔助的保健食品嗎？」

別誤會，我說的輔助的保健食品不是什麼神奇減肥藥，而是有臨床研究支持的營養成分，能在你吃得對、動得對的基礎上，幫你：

- ☑ 穩血糖
- ☑ 降食慾
- ☑ 幫助脂肪燃燒
- ☑ 穩定情緒、減少壓力暴食

▸ 三種我自己用過的有效成分

這三種保健食品，是我實測過、有研究佐證，而且真的有幫助的。先幫大家重點整理。

1. 白腎豆萃取（Phaseolus vulgaris）

- **作用原理**：抑制澱粉酶，減少澱粉轉化為葡萄糖
- **適合對象**：主食控、碳水愛好者
- **使用時機**：飯前10～15分鐘搭配含澱粉餐
- **研究根據**：

一項2020年發表於《Journal of Medicinal Food》的雙盲臨床試驗指出，連續8週補充白腎豆萃取可顯著降低體脂肪與腰圍。

我實際吃過之後的感受是：「吃飯後比較不會昏沉，也比較沒有罪惡感」，而且腸胃蠕動變得比較順。簡單說，就是讓你「瘦得更順、卡關更少」的工具。

2. 藤黃果（Garcinia Cambogia）

- **作用原理**：HCA 成分幫助抑制脂肪合成＋提升飽足感
- **適合對象**：容易嘴饞、餐後容易餓的人
- **使用時機**：早上或下午嘴饞時補充
- **研究根據**：

根據美國國家衛生研究院（NIH）資料，HCA 能夠抑制一種叫 ATP citrate lyase 的酵素，減少脂肪堆積，並間接抑制食慾。

我通常在「午後嘴饞想吃甜食或喝手搖飲那種時段」吃，會發現比較不會去翻零食櫃。

3. CLA（共軛亞麻油酸）

- **作用原理**：幫助脂肪轉運與分解，維持肌肉量

- **適合對象**：有運動習慣者，或體脂偏高者
- **使用時機**：運動前、或跟著餐一起吃
- **研究根據**：

《Nutrition & Metabolism》2007年一篇系統性回顧指出，CLA 能夠在減重過程中保留肌肉，並促進脂肪氧化。

我會在做完核心運動的那天搭配 CLA，覺得身體回復力比較快、也比較沒水腫感。

幫助減重的不是這些保健品本身，而是你正在做對的事情＋正確的輔助

很多人吃保健食品沒效果，是因為：

- 吃太少或劑量不足
- 時機不對（飯後才吃白腎豆、空腹吃藤黃果）
- 以為靠它就能瘦，而不是輔助你「更好地堅持」

我常說一句話：「你願意付出80分努力，輔助營養可以幫你多拿20分加分；但如果你原本就只給自己40分，那吃再多保健食品也不會及格。」

瑞玲姐的補充原則

- 每次只試一種成分，觀察兩週反應。
- 空腹？飯前？運動前？一定看清楚使用建議。
- 不能當作減肥主力，只能是穩定你生活節奏的配角。

20 減重藥物總整理與合法資訊公開（附表格）

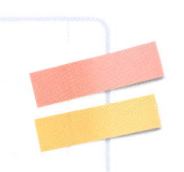

▸ 合法不等於人人適合，藥物只是工具不是捷徑

目前台灣經過衛福部核准、醫師可開立的減重輔助藥物共有幾種，每種都有不同作用機轉與適應症，不是「吃了就會瘦」，更不是「人人都可以吃」。

這裡我幫大家整理出台灣合法的減重藥物一覽表：

藥品名稱（商品名）	成分／分類	作用機轉	常見副作用	適合對象
羅氏鮮（Xenical）	Orlistat／脂肪酶抑制劑	阻斷脂肪吸收	放屁排油、腹瀉	高脂飲食者、便秘體質者
歐仙（Alli）	Orlistat（低劑量）	同羅氏鮮，為OTC版本	較輕微排油、需配合飲食控制	想自行管理、輕中度肥胖者
胰妥善（Qsymia）	食慾抑制＋抗癲癇藥複方	抑制食慾、中樞神經調節	頭暈、口乾、情緒變化	BMI ≧ 30 或有代謝症候群者
沛麗婷（Saxenda）	GLP-1類似物	延緩胃排空、抑制食慾、穩血糖	噁心、便祕、腹瀉、排油	食量大、易血糖波動、暴食型體質

● 註：上述藥物須經醫師評估與開立，不建議自行網購，避免取得來路不明來源。

21
瘦瘦筆
的真相與副作用解析

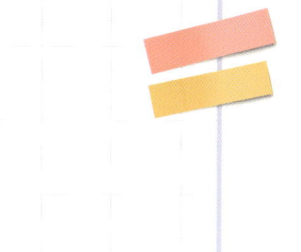

🟢 瘦瘦筆不是魔法筆,而是「幫你少吃」的工具

這幾年最火的減重話題之一,就是所謂的「瘦瘦筆」,也就是 GLP-1 類似物(如沛麗婷、Wegovy)。它透過延緩胃排空+提升胰島素敏感度+抑制中樞食慾,讓你「比較不會餓」,進而少吃。但老實說,它真的不是每個人都需要,也不是長期解法。

好處是什麼?

- 對於難以控制食慾、暴食頻繁者,有明顯幫助。
- 臨床上對糖尿病前期、肥胖病患能有效降體重與穩血糖。

但它的副作用,也必須被了解

- 初期會出現噁心、嘔吐、便秘、頭暈感。
- 若沒有控制飲食,仍可能復胖。
- 價格昂貴,長期使用負擔大。

- 部分族群使用後出現「放屁會噴油」、腸胃不適。

重點是：它不是改變你體質，而是「讓你少吃」的工具。

> 我的立場：沒必要花這麼多錢靠意志力外掛瘦

我自己嘗試過瘦瘦筆，但發現效果就是：「真的比較不餓」。可是這種瘦法有點像用武力封口——你沒改變體質，只是硬壓下去。一旦停藥，反彈速度也很快。所以我不反對這個工具，但更建議你在：

- ☑ 飲食已經改得不錯卻還是卡關時，短期使用
- ☑ 找醫師評估是否適合，千萬不要跟風自己打

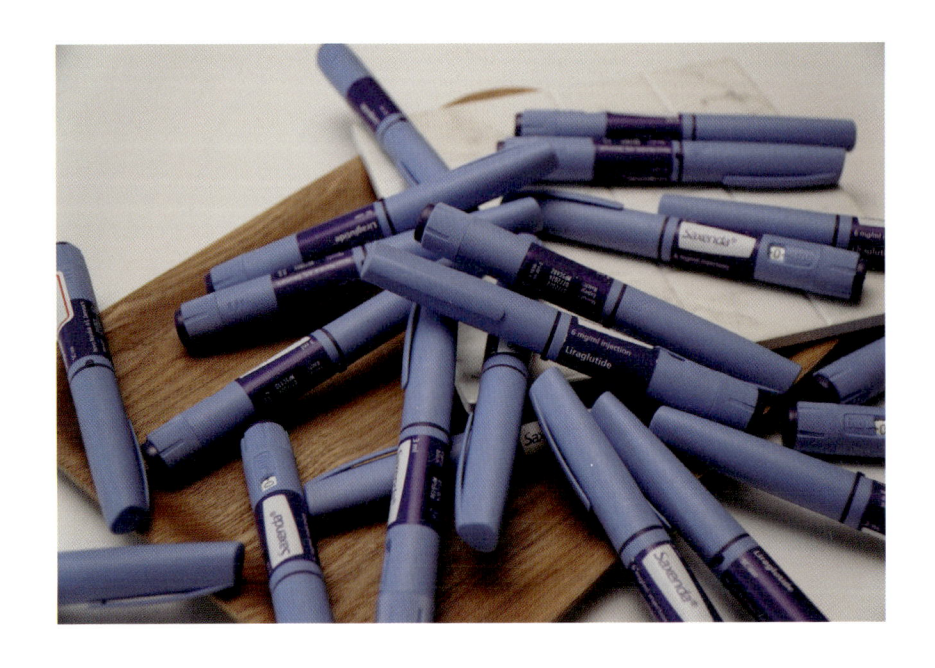

22

我怎麼靠營養素與科技醫療，幫自己穩定代謝？

減重真正成功的關鍵：體質穩定＋重拾代謝

我這幾年的親身經驗讓我發現：瘦下來不難，難的是「不再胖回來」。

而真正能幫助我維持體重、穩定代謝的是：

1. 吃對東西，特別是早餐跟蛋白質
2. 運動不靠爆量，但天天都動
3. 適時補充營養素：包含CLA、鉻、膳食纖維、GABA、益生菌等
4. 利用再生醫療與外泌體技術，調節內分泌與代謝年齡

我的再生醫療經驗（簡述版）

2024年那場大病後，我接受了外泌體與免疫調節療程，在醫師監測下重建免疫與代謝系統。意外的是：

- 睡眠品質明顯提升
- 壓力荷爾蒙下降，食慾也穩了

- 體脂從30降到25以下，腸胃吸收力也變好
- 我才真正明白：

減重不是意志力的戰爭，而是身體願不願意幫你瘦的問題。保健食品、藥物、瘦瘦筆、再生醫療……這些都是「幫你穩定代謝、增加成功率」的外援。真正的主力，還是你每天願不願意吃對、動對、睡好、照顧自己。因為你每天做對的那一小步，才會變成真正瘦下來的大一步。

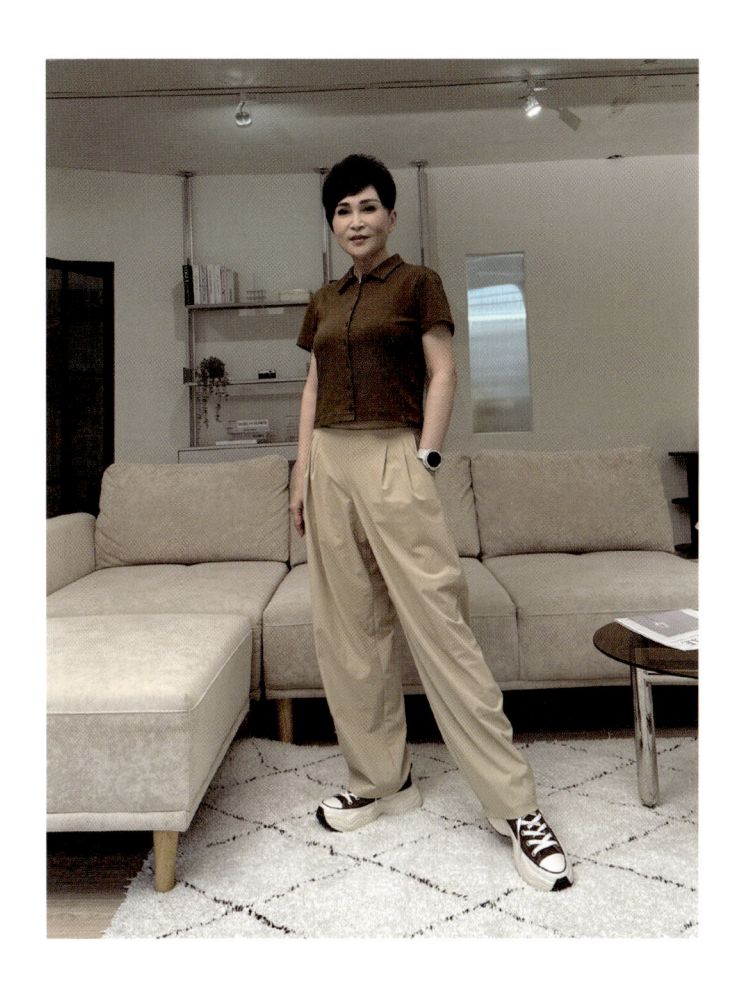

PART 4
減重路上，需要一點安全又有效的輔助

PART 05

別吃壞了身體!
減重食品的真相與陷阱

23 減重保健食品暗藏危機？這些違規中藥材可能讓你變瘦卻更傷身！

> 合法不等於人人適合，藥物只是工具不是捷徑

「快速瘦身」真的安全嗎？

　　市面上的減重保健食品與茶飲琳瑯滿目，許多產品宣稱「幫助消化、促進代謝、瘦身有感」，讓消費者趨之若鶩。但你知道嗎？有些減重產品可能暗藏違規成分，而你喝下肚的「減重茶」或宣稱有減重效果的保健食品，可能根本不是在燃燒脂肪，而是刺激腸胃強迫排泄！

　　台灣食品藥物管理署（TFDA）已嚴格規範，多種具有瀉下作用的中藥材不得添加於減重保健食品，但市場上仍有業者違規使用，導致消費者誤信「快速見效」，卻在不知不覺間傷害腸胃、腎臟甚至肝臟！

　　這一篇就帶你了解這些違規減重成分，並告訴你，為何腹瀉不能等於減重！

▶ 7 種違規中藥材，減重食品裡絕不能含有！

食品藥物管理署已規定，以下中藥材因副作用過強，嚴禁添加於減重保健食品與茶飲中，違規業者可能面臨重罰！

中藥材	主要作用	為何被禁止？
望江南（Cassia occidentalis）	瀉下作用，促進腸道蠕動	可能導致腸道依賴，影響腸胃功能，嚴重會影響肝臟功能損傷
番瀉葉（Senna Leaf）	強烈瀉下，刺激腸道	易引起腹瀉、電解質失衡，影響腎臟健康
大黃（Rhubarb Root）	促進腸道蠕動，幫助排便	長期使用可能造成腸胃刺激過度、脫水
牽牛子（Morning Glory Seeds）	含牽牛子苷，具有瀉下作用	易引起腸胃不適、腹瀉，影響腸道功能
斑蝥（Mylabris）	刺激代謝，影響細胞機能	可能導致腎臟損害、胃腸道刺激，甚至有毒性風險
馬兜鈴（Aristolochia）	影響細胞代謝	已證實可能導致腎臟病變，甚至有致癌風險
千里光（Senecio）	含吡咯里西啶生物鹼，影響肝臟	長期使用可能導致肝毒性，影響代謝功能

▶ 腹瀉≠減重！當心長期副作用！

醫學專家呼籲消費者務必慎選減重產品！

不少消費者誤以為「拉肚子就是排毒、瘦身」，但醫學專家警告：腹瀉不能等於減重，反而可能傷害身體！

腹瀉可能造成：

☑ **脫水、電解質流失**：可能引發頭暈、心悸，甚至影響腎臟功能。

☑ **腸道依賴性**：長期使用可能導致腸道無法正常蠕動，引發便秘問題。

☑ **營養流失**：體內重要養分被排掉，可能影響免疫力和肌肉生長。

☑ **代謝失衡**：身體過度排空，反而影響健康代謝，導致易胖體質！

「長期腹瀉不會讓你變瘦，只會讓你身體越來越虛弱！」

> 消費者警示：這些違規案例曾讓人付出慘痛代價！

全球曾發生多起因為違規減重茶或保健食品導致健康出問題的案例！

【案例】望江南引發嚴重健康問題，全球多國禁用！

1. 印度過去曾出現因飲用含望江南的減重茶，導致多名消費者肝功能異常甚至住院的案例！
2. 巴西曾出現望江南茶引發腎臟損害的報導，該國衛生單位介入調查，並警告消費者勿飲用含該成分的減重茶！
3. 台灣市場也曾驗出望江南非法添加於部分減重茶或保健食品中，消

費者在食用後出現嚴重腹瀉與消化不良問題,甚至是肝功能異常損傷!

全球已對望江南發出警告!消費者在購買減重茶與保健食品時,務必仔細查看成分標示,避免選擇含此成分的產品!

【案例】2017年,中國多款網購減重茶被查出含番瀉葉,導致多名消費者腸胃嚴重不適!

【案例】2021年,韓國某品牌減肥食品被驗出違規添加馬兜鈴,導致消費者腎臟損害,該產品全面下架!

【案例】台灣市場也曾出現非法添加瀉劑的大黃、斑蝥的減重茶,造成消費者長期腹瀉與代謝異常!

如何避免買到違規減重食品?

如何確保產品安全?購買前請注意!

- ☑ 標示是否清楚?一定要查看成分,確保沒有違規中藥材!
- ☑ 是否為合法品牌?挑選通過食品藥物管理署(TFDA)審核的產品!
- ☑ 減重方式是否健康?應靠均衡飲食+運動,而非靠瀉下成分減重!
- ☑ 網購產品要慎重!小心來路不明的「神奇減重茶」,避免成分不明的商品!

24 健康減重，選擇安全成分很重要！

減重應該是健康管理、調整飲食，而不是靠腹瀉來欺騙自己變瘦！

市面上不少產品打著「快速減肥」的旗號，卻違規添加危險成分，讓消費者喝了短期變瘦、長期受害！

真正有效的減重方法：

1. 選擇高纖食物，控制碳水攝取！
2. 搭配運動，提升脂肪燃燒與代謝！
3. 挑選符合食品藥物管理署（TFDA）標準的減重保健食品，確保安全！

千萬不要再被腹瀉等於減重的錯誤觀念欺騙，想減重一定要選擇正確、安全的成分，才不會傷了荷包又傷身體！

目前台灣合法的減重藥物有哪些？

如果你真的想在醫師指導下透過藥物輔助減重，目前台灣已有幾款經TFDA核准、相對安全的藥品可以選擇。

藥品名稱	主要成分	作用機制	核准狀態
羅氏鮮（Xenical）	Orlistat	抑制脂肪吸收，減少熱量攝取	TFDA核准
賽樂斯（Saxenda）	Liraglutide	模擬腸道荷爾蒙，延緩胃排空並降低食慾	TFDA核准
偉克適（Wegovy）	Semaglutide	GLP-1促效劑，抑制食慾與控制血糖	TFDA核准（2024年引進）
奇美斯（Qsymia）	Phentermine + Topiramate	抑制食慾與延長飽足感	尚未引進台灣
歐仙（Alli）	Orlistat	抑制脂肪吸收，減少熱量攝取（劑量較低，為OTC版本）	台灣未核准，部分國家為OTC（非處方藥物）
胰妥善（Liposcut）	Orlistat	抑制腸道脂肪吸收，減少熱量吸收（與羅氏鮮同成分）	TFDA核准
沛麗婷（Slimtone）	Orlistat	抑制腸道脂肪吸收，減少熱量吸收（與羅氏鮮同成分）	TFDA核准

小心！吃錯會「放屁噴油」的減重藥，你選對了嗎？

除了大家熟知的羅氏鮮（Xenical），台灣市面上還有幾款核准上市的

「Orlistat類藥物」，包含：

- ✅ 胰妥善（Liposcut）
- ✅ 沛麗婷（Slimtone）
- ✅ 歐仙（Alli，美國市售）

它們的共同點是：抑制脂肪酶、讓脂肪直接從糞便中排出。副作用就是——如果飲食太油，真的會發生「放屁噴油」、「馬桶浮油圈」這種情境！

使用前建議搭配「低脂飲食」才能減少副作用。不然可能不是瘦下來，而是被嚇到不敢吃東西。

瘦下來可以很快，但不要快到失去健康

減重本來就是一條需要毅力的路，但絕對不該拿腸胃與肝腎開玩笑。短時間內靠「拉」來瘦，看起來快速，卻可能造成一輩子的代謝與內臟負擔。

真正有效的瘦身，應該是：**飲食控制＋有氧與肌力訓練＋安全輔助食品**（合法來源）。

記住！讓你變瘦的，不該是腹瀉，而是堅持。別為了瘦身走捷徑，反而把健康繞遠路。

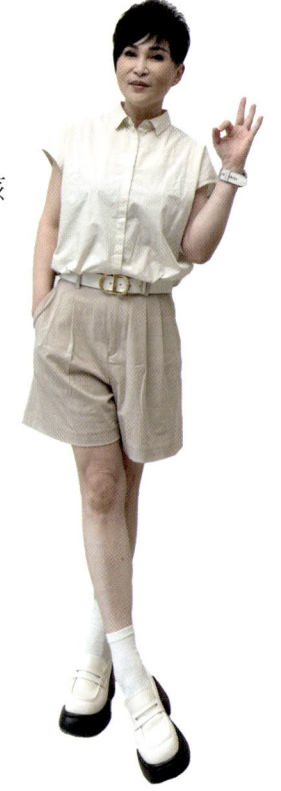

25 市售熱門產品大揭密：哪些不建議、哪些能幫助你？

▶ 你看到的「熱門瘦身品」，不一定適合你

很多人私訊問我：「這個粉紅膠囊有效嗎？這包燃脂茶能喝嗎？」市面上的減重產品真的五花八門，有的根本只是排水，有的則暗藏禁藥。以下我幫大家分類整理：

類別／產品舉例	評估結果	原因與建議說明
燃脂茶、爆汗貼片	⚠️ 不建議	多數只是排水或刺激性出汗，長期無效且可能脫水過度
沒標明成分的減重粉／藥膳粉	❌ 避免購買	可能含違禁成分，常有西布曲明、利尿劑等，對肝腎傷害大
CLA、白腎豆、藤黃果類	✅ 可短期輔助	若選合法劑量產品、搭配正確使用時機，有幫助抑制食慾與脂肪代謝
GLP-1 相關瘦瘦筆	✅ 由醫師指導使用	非人人適合，應有醫療監督與評估
偽裝天然、無認證食品	❌ 慎選原料來源	不明品牌可能摻藥或標示不實，號稱「純天然」卻沒有科學佐證

26 為什麼「天然」兩字，不能保證安全？

🟢 「天然」≠ 無毒，「植物」≠ 無副作用

很多減重產品用「天然萃取」「草本複方」來包裝，但實際上：

- 有些草藥如番瀉葉、決明子，長期會造成電解質流失、腸道依賴
- 部分產品摻有西藥卻假裝是中藥粉，吃下去不會瘦，只會傷肝腎
- 甚至還有標榜「祖傳祕方」卻完全沒有檢驗標章

真正安全的天然產品，應該要有：

☑ 原料來源清楚
☑ 劑量標示清楚
☑ 通過合法檢驗
☑ 有人體臨床研究佐證

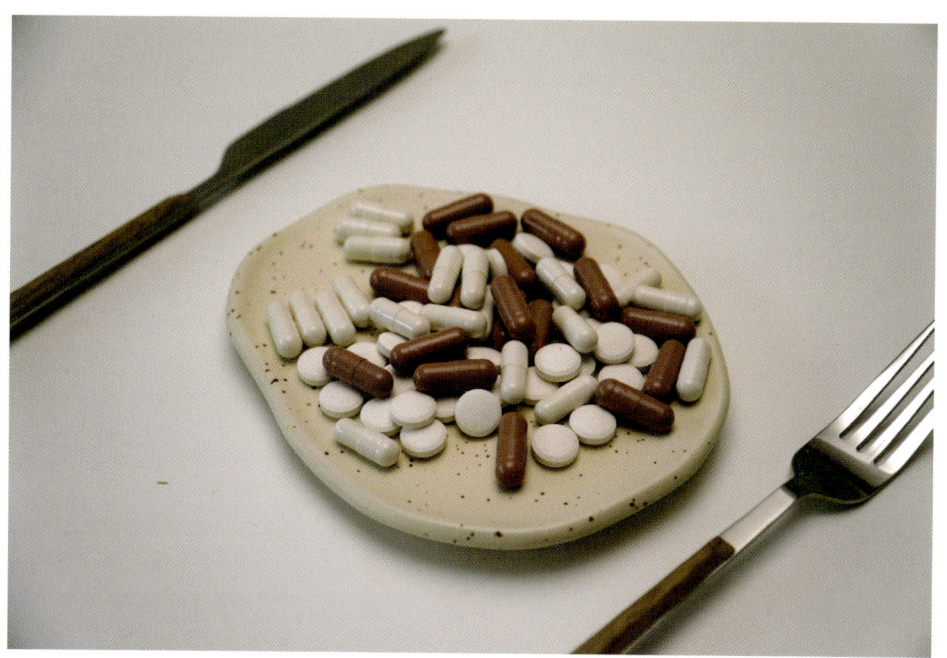

PART 5
別吃壞了身體！減重食品的真相與陷阱

● 選擇保健食品要張大眼睛，天然並不保證無副作用

　　當你看到「天然」兩個字時，不要直接放心，請你睜大眼睛看成分標籤與來源。因為真正讓你瘦的，不是「天然的字眼」，而是「真實的成分與規格」。

PART 06

高纖又低糖的營養瘦身餐

用好習慣打造易瘦體質

全麥低脂雞蛋沙拉三明治
—— 高飽足感、低糖減脂版,
　　早餐或輕食首選!

非常適合早上做、
也適合當減脂期輕午餐,
加上一杯無糖豆漿或綠茶就很完美!

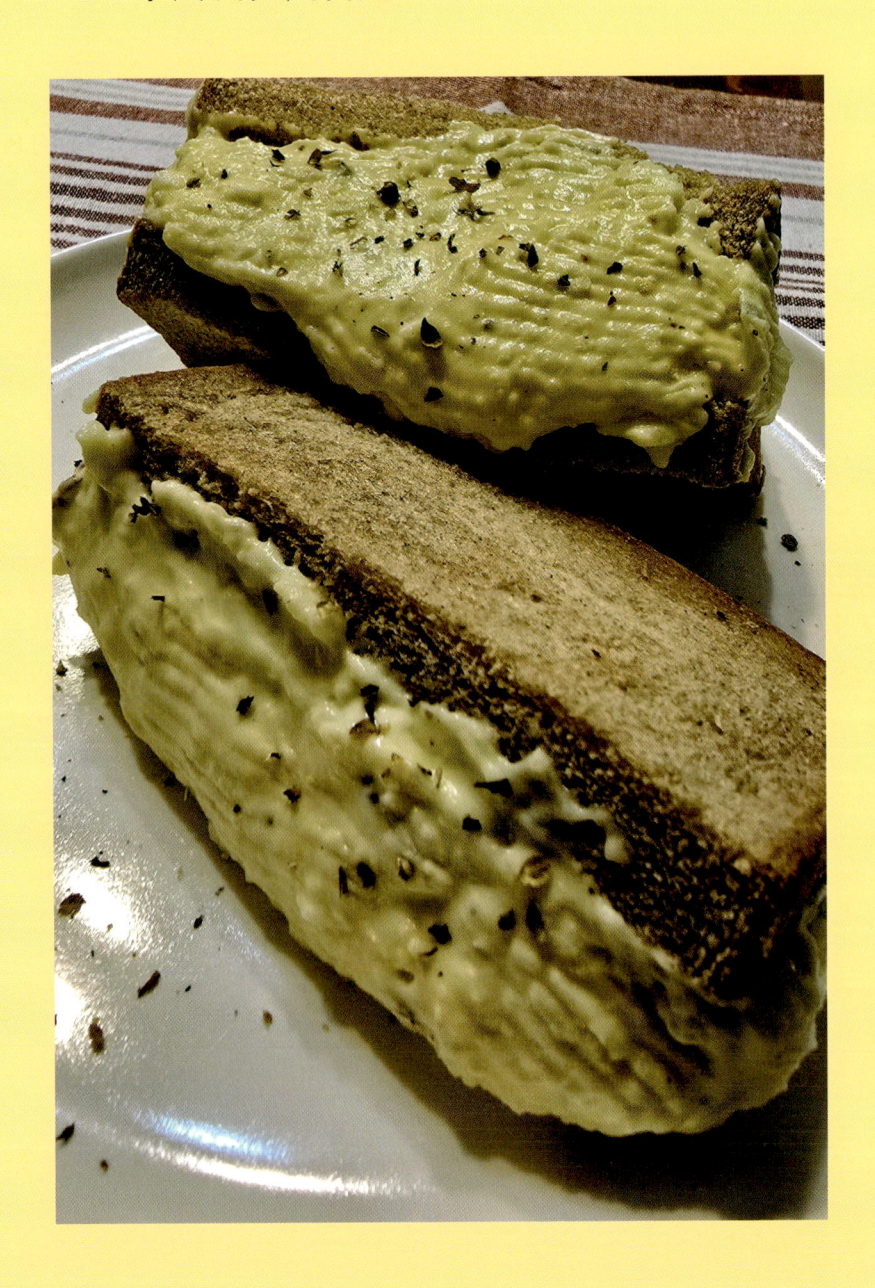

PART 6
高纖又低糖的營養瘦身餐

材料（1 人份）

食材	份量	熱量估算
全麥吐司（烤過）	1 片（約 30g）	約 80 kcal
雞蛋	1 顆（約 50g）	約 70 kcal
馬鈴薯（去皮）	1 顆（手掌大，約 100g）	約 80 kcal
日式低脂美乃滋	1 小匙（約 5g）	約 35 kcal
赤藻糖醇	少許（不計熱量）	0 kcal
黑胡椒粉	少許	0 kcal

總熱量：約 265 kcal

作法步驟

1. 馬鈴薯洗淨、去皮，切塊蒸熟或水煮熟（約 10 分鐘），壓成泥。
2. 雞蛋煮熟後剝殼，壓碎與馬鈴薯泥混合。
3. 加入 1 小匙日式低脂美乃滋、少許赤藻糖醇，攪拌均勻。
4. 用黑胡椒粉適量調味，可視口味增加洋蔥末或小黃瓜碎。
5. 將餡料鋪在烤過的全麥吐司上，對折或夾兩片吐司皆可。

💡 **健康小提醒**

- 馬鈴薯是升糖指數中等的澱粉，但經冷卻後會轉化成抗性澱粉，有助於提升飽足感與促進腸道健康。
- 赤藻糖醇取代砂糖，幾乎不升血糖、不增加熱量。
- 若想控制脂肪量，建議選用「低脂或無蛋黃」的日式美乃滋。

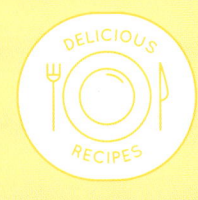

香辣叻沙鮮蝦雙椒炒

—— 高蛋白低碳的好幫手,
　　重口味也能瘦得下來!

這道菜辣香十足、很下飯,配冷飯吃也很有幸福感,是「減脂但不清淡」的好範例!

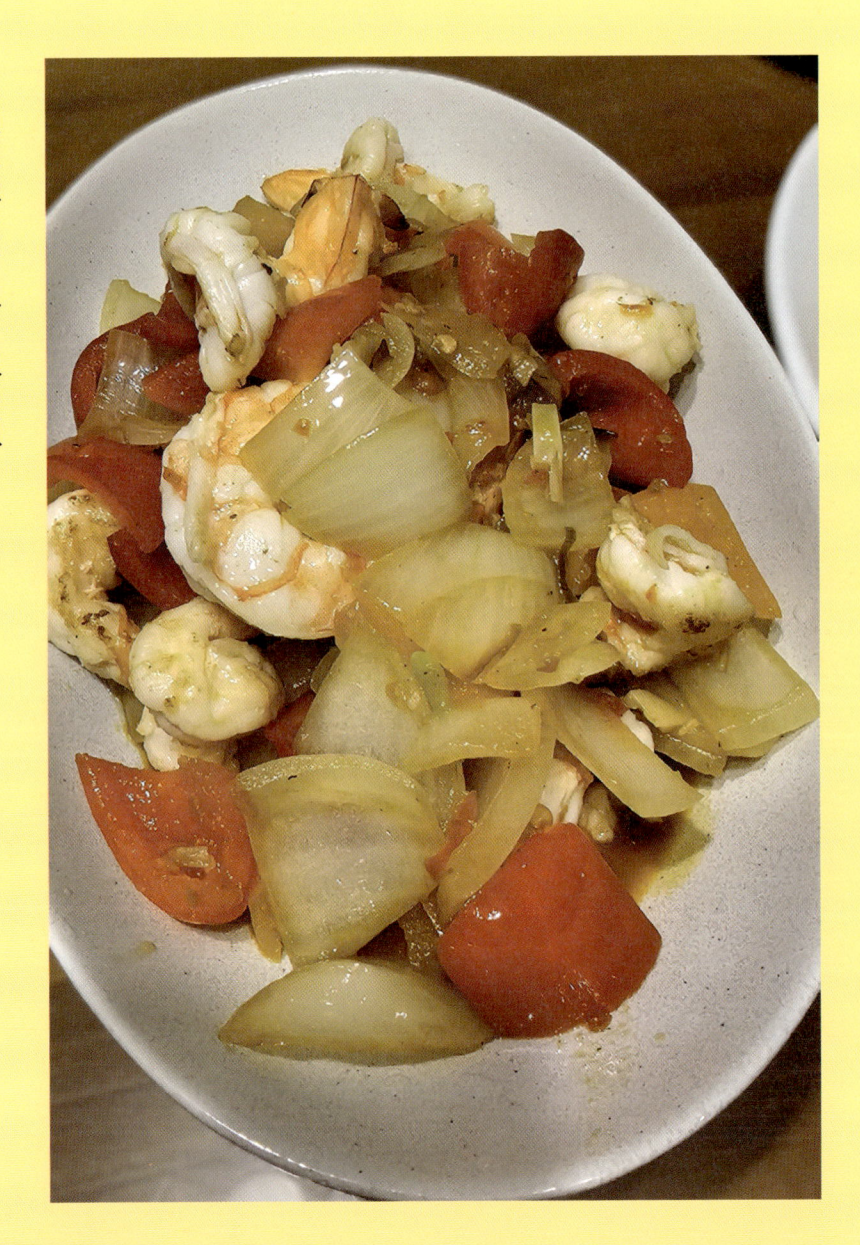

材料（1人份）

食材	份量	熱量估算
科克蘭冷凍草蝦（帶尾）	約 10 尾（約 100g）	約 90 kcal
甜椒	1 顆（約 100g）	約 30 kcal
洋蔥	半顆（約 70g）	約 30 kcal
橄欖油	1 小匙（約 5g）	約 45 kcal
現成叻沙醬	約 2 大匙（30g）	約 80 kcal

總熱量：約 275 kcal（風味強、飽足感強、熱量適中）

作法步驟

1. 草蝦洗淨、剪去尖刺，退冰後備用。
2. 甜椒與洋蔥切大塊，橄欖油熱鍋後先下蝦煎香至變色。
3. 加入洋蔥與甜椒拌炒至微軟。
4. 加入 2 大匙叻沙醬拌炒，均勻入味即可。
5. 若叻沙醬較鹹，可加入少許水調和濃度，無需額外加鹽。

健康小提醒：減脂者要這樣吃

- 蝦仁是高蛋白、低脂肪的優質食材，每 100g 僅約 90 大卡，適合減脂期當主菜。
- 甜椒富含維生素 C 與植化素，低熱量又抗氧化，搭配辛香叻沙非常合拍。
- 叻沙醬雖香但油脂含量高，建議控制在 1.5～2 大匙內，風味就很夠，不要加到變湯品。

用好習慣打造易瘦體質

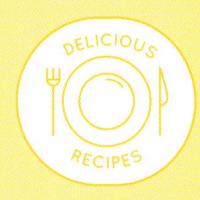

桂筍嫩絲清炒里肌盤

—— 高纖低脂
　　減重飽足系無油花主菜

這道菜熱量低、纖維高、份量大，
不論當晚餐配一碗冷飯或單吃都很有飽足感，
尤其適合肚子餓又怕破功的減脂晚餐時刻。

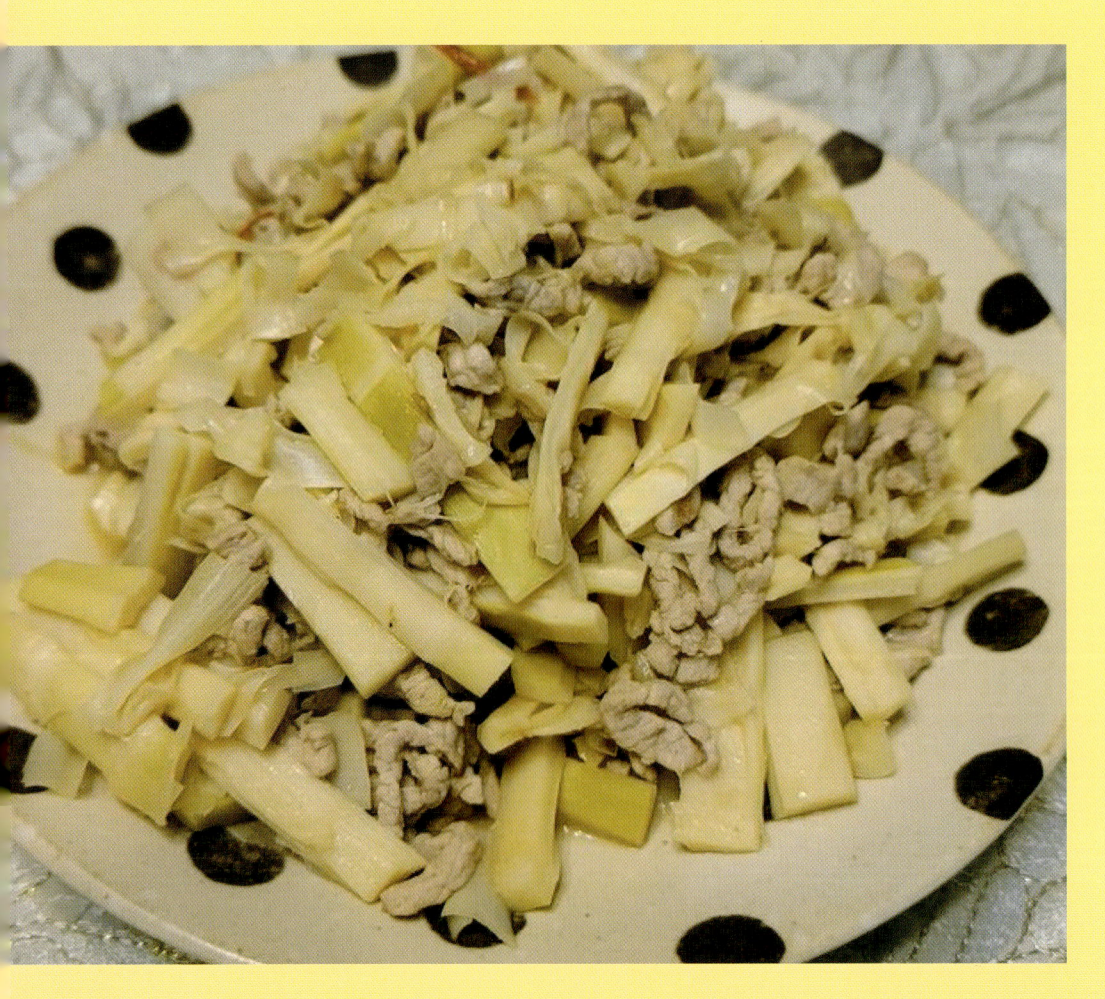

材料（1 人份）

食材	份量	熱量估算
桂竹筍絲（全聯 1 包）	約 150g	約 30 kcal
里肌肉絲 or 腰內肉絲	約 100g	約 120 kcal
橄欖油（炒菜用）	1 小匙（5g）	約 45 kcal
赤藻糖醇	少許（提甘味）	0 kcal
鹽、白胡椒粉	適量	0 kcal（不計入）
鹽或調味料	視需要（不建議多加）	—

總熱量：約 195 kcal（份量多、飽足感高！）

作法步驟

1. 里肌或腰內肉絲先用少許鹽抓醃 5 分鐘（也可加一點白胡椒提香）。
2. 熱鍋後加入 1 小匙橄欖油，放入肉絲炒至變色後盛出備用。
3. 同鍋放入桂竹筍絲拌炒 2 分鐘，加入少許赤藻糖醇，炒出自然甘味。
4. 將肉絲倒回鍋中，調味鹽與白胡椒，快速翻炒均勻即可。

💡 健康小提醒

- 桂竹筍熱量超低、膳食纖維高，每 100g 只有約 20 大卡，是減重族的飽足神器。
- 里肌／腰內肉屬於「去油花瘦肉」，蛋白質高、脂肪低，非常適合想減脂又想保留肌肉的人食用。
- 加一點赤藻糖醇可讓筍子的天然甘味更明顯，避免加太多鹽造成水腫。

用好習慣打造易瘦體質

義式香料菠菜豬絞貝殼麵
—— 高蛋白・控醣減脂・
義式風味早晚餐皆宜

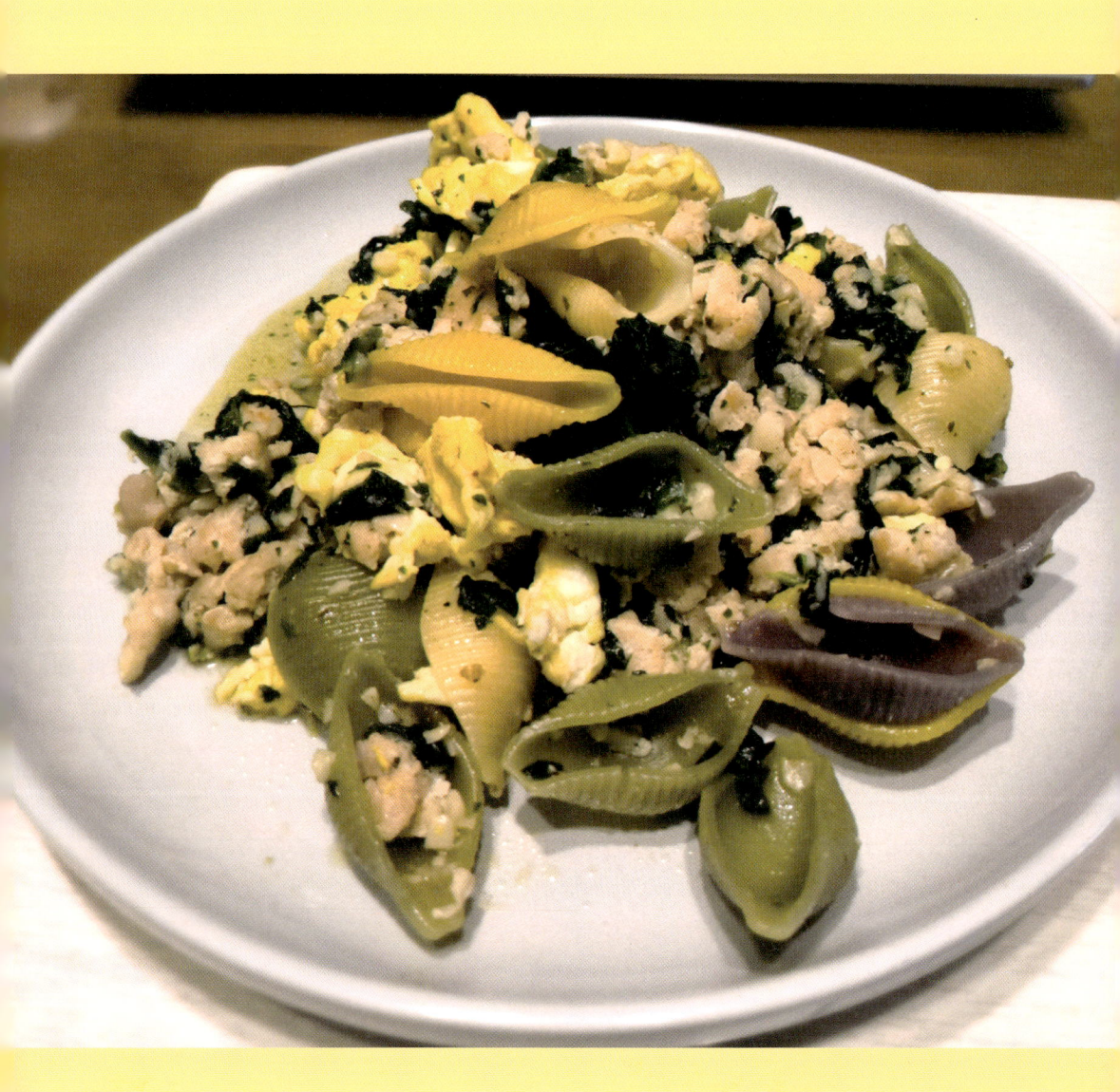

PART 6 高纖又低糖的營養瘦身餐

材料（1人份）　　　　　　　　　　　　　　　　　總熱量：約 435 kcal

食材	份量	熱量估算
彩色貝殼義大利麵	約 50g（乾重）	約 175 kcal
低脂豬絞肉（全聯 1/3 盒）	約 60g	約 120 kcal
冷凍菠菜	約 50g	約 10 kcal
雞蛋	1 顆（約 50g）	約 70 kcal
蒜末	1 湯匙（約 10g）	約 15 kcal
橄欖油（炒菜用）	1 小匙（約 5g）	約 45 kcal
調味料（鹽、黑胡椒、義大利香料、匈牙利辣椒粉）	適量	0 kcal（不計入）

作法步驟

1. 貝殼麵放入鹽水中煮熟（約 8–10 分鐘），撈出瀝乾備用。
2. 鍋中放入橄欖油與 1 湯匙蒜末炒香，接著放入豬絞肉炒至變白。
3. 加入冷凍菠菜炒勻，打入雞蛋拌炒成小塊蛋花。
4. 加入貝殼麵拌炒，灑上鹽、黑胡椒、匈牙利辣椒粉、義大利香料提味，拌勻即可。
5. 盛盤享用，也可選擇擠幾滴檸檬汁或刨一點起司提升風味。

💡 健康小提醒

- 蒜末除了增香，還有抗氧化、抗發炎、促進代謝與腸胃消化的好處！
- 彩色貝殼麵有時會使用天然蔬菜粉（如菠菜、甜菜、薑黃）製色，除增加視覺美感，也能提升抗氧化成分。
- 此餐富含蛋白質、膳食纖維與飽足澱粉，建議搭配無糖綠茶或礦泉水最合適。
- 若希望更清爽，蛋黃可替換蛋白，豬絞肉可用雞胸肉丁代替。
- 這道也很適合作為便當主菜，冷熱皆可吃，不會油膩。

用好習慣打造易瘦體質

酪梨莓奶高纖燕麥碗

—— 早餐點心兩相宜，
營養飽足又微甜療癒！

這是一道高纖、低糖、
營養密度極高的「養肌不養肉」碗食！

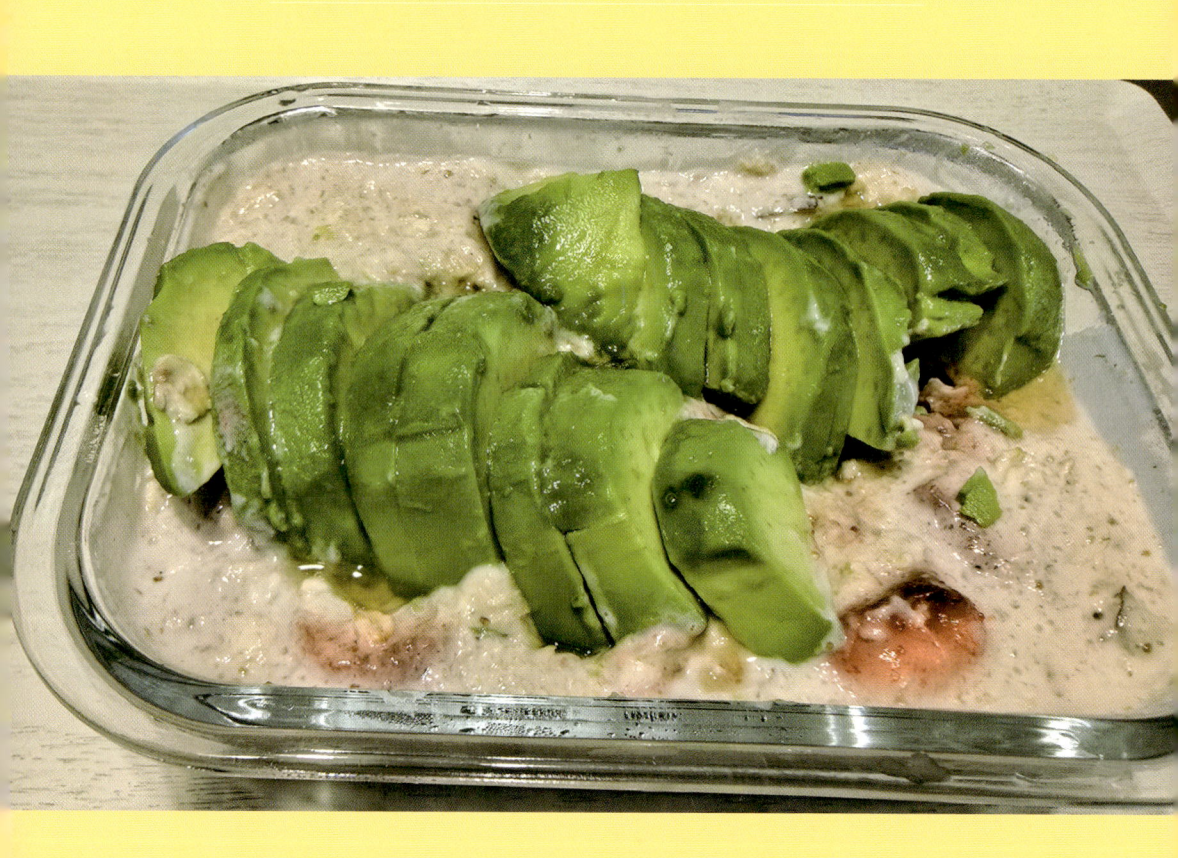

材料（1人份）

食材	份量	熱量估算
義美堅果亞麻仁即食燕麥（含乾草莓）	約 40g	約 160 kcal
質立式無糖優格（小杯）	1 杯（約 100g）	約 65 kcal
無糖堅果奶／特濃豆漿	約 150ml（淹過材料）	約 60 kcal
酪梨（哈斯品種）	約 1 顆（150g）	約 250 kcal
赤藻糖醇	少許	0 kcal
蜂蜜	約 1 小匙（約 7g）	約 21 kcal

總熱量：約 556 kcal

作法步驟

1. 將即食燕麥倒入玻璃容器，加入赤藻糖醇拌勻。
2. 淋入無糖優格與堅果奶／豆漿，液體略高於材料表面為佳。
3. 拌勻後放入冰箱冷藏至少 1 小時（或隔夜冰好）。
4. 食用前鋪上熟軟酪梨切片，最後淋上 1 小匙蜂蜜，即可享用！

♥ 營養亮點補充

- 蜂蜜雖含糖，但搭配高纖燕麥和蛋白質的組合，能延緩糖分吸收，讓甜味有層次卻不致於使血糖大幅震盪。
- 適合在運動後補能量、早上活動量高時使用整碗版本；若是下午點心，可視情況減少酪梨用量。

💡 健康小提醒

- 即食燕麥包中的乾燥草莓已具微甜口感與莓果香，完全無需額外加水果！
- 酪梨（哈斯品種）富含好油脂與鉀離子，對穩定血糖、保護心血管與提升飽足感都很有幫助。
- 燕麥＋優格＋堅果奶是完美的碳水＋蛋白＋脂肪組合，讓你吃得飽還能撐得久。
- 若想熱量再低一點，可用半顆酪梨並去掉堅果奶，只保留優格＋水製作也可以。

🕐 最適合的時機？

- 早餐（超撐）
- 下午點心（代餐）
- 營養充電日宵夜（半份）

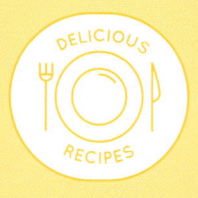

紅醬蕎麥高纖肉醬義大利麵

—— 少熱量、不少風味，
義式靈魂照樣留住！

材料（1人份）

食材	份量	熱量估算
蕎麥義大利麵（乾）	約 60g	約 180 kcal
全聯低脂絞肉	1/2 盒（約 80g）	約 130 kcal
洋蔥（切丁）	1/2 顆（約 70g）	約 30 kcal
蒜末	約 1 大匙	約 10 kcal
義大利番茄起司風味紅醬	約 2 大匙（30g）	約 60 kcal
橄欖油（炒菜用）	約 1 小匙（5g）	約 45 kcal
黑胡椒粉、赤藻糖醇（視口味）	少許	0 kcal

總熱量：約 455 kcal

作法步驟

❶ 蕎麥義大利麵依包裝煮熟（約 7-8 分鐘），瀝乾備用。
❷ 平底鍋熱橄欖油，炒香蒜末與洋蔥丁至透明。
❸ 加入低脂絞肉拌炒至全熟，倒入義大利紅醬繼續翻炒均勻。
❹ 若醬汁偏酸，可加入赤藻糖醇 1 小匙中和。
❺ 加入煮熟的蕎麥麵拌炒，灑上黑胡椒粉提味即可盛盤。

減脂亮點：

- 蕎麥義大利麵比傳統義大利麵含有更低的熱量與更高的膳食纖維，且 GI 值也較低，有助控制血糖與飽足感。
- 使用低脂絞肉減少脂肪攝取，保留蛋白質與肉香口感。
- 完全不加鹽！靠義大利紅醬本身的風味和黑胡椒與洋蔥的蒜香就足夠。
- 赤藻糖醇能平衡酸度又不升糖，對怕酸又怕胖的嘴巴很友善。

這道料理適合想吃義大利麵又怕負擔的人，
更是減脂晚餐、便當主食
或週末儀式感料理的超強選項。

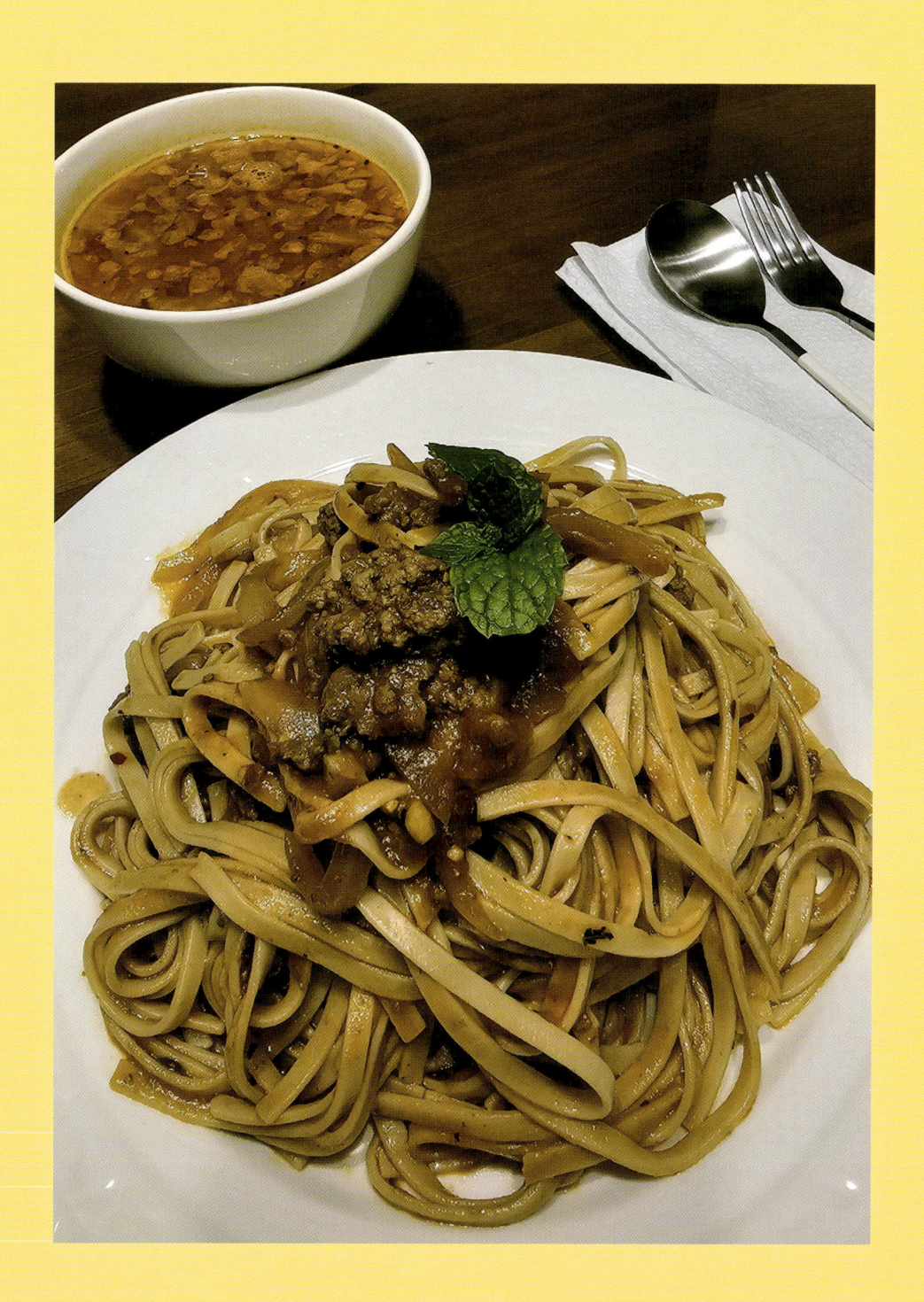

PART 6
高纖又低糖的營養瘦身餐

【附錄篇】

【附錄篇】

27
瑞玲姐的
日常兩餐時間表

　　減少餐次不是節食，是更懂得給身體喘息的空間。很多人問我：「瑞玲姐妳一天吃兩餐，真的不會餓嗎？」答案是：「不會！」反而更輕鬆，精神更穩定，身體也更願意燃燒脂肪。但前提是——你吃對了、吃夠了，而且吃得剛剛好。

▶ 我的一天，是這樣進行的：

時間	內容	備註說明
07:00～08:00	起床＋喝一大杯溫水	可加入一點檸檬汁或膳食纖維，幫助腸胃清醒
08:00～09:30	開始工作、拍攝或剪片	不進食，只有黑咖啡、無糖茶、水
10:30～11:30	早午餐（主餐）	豐盛吃、絕不將就，包含蛋白質＋蔬菜＋好油＋碳水

時間	內容	備註說明
14:30～15:00	一些點心 or 黑咖啡	若嘴饞可吃低升糖堅果、優格、水加檸檬
17:30～18:30	晚餐（第二餐）	清爽但營養均衡,蔬菜量多、蛋白質適中
19:00～21:00	散步或進行核心運動	仰臥起坐、抬腿、平板撐等,時間不長但有流汗感
22:30～23:30	準備入睡,不再進食	若餓可喝無糖豆漿或無糖堅果飲,不吃固體食物

為什麼這樣吃？

- 10:30～11:30 吃第一餐：剛好讓身體經歷12～14小時的空腹期,有助刺激瘦體素與生長激素,幫助脂肪代謝。
- 晚餐不晚於18:30：讓腸胃晚上有時間休息,血糖波動更小、也不易水腫。
- 兩餐都吃得很飽、很營養：不是節食,而是減少不必要的進食干擾,讓身體進入「穩定模式」。

這樣吃後，我有什麼改變？

- 不再焦慮每一餐該吃什麼,反而更專注於吃對東西。
- 體脂降低,精神穩定,不會暴衝暴跌。
- 晚上睡得更好,隔天起床也不水腫。
- 身材開始「自己調整」,而不是硬壓。

所以我常說不是你少吃就會瘦,而是你吃對、吃夠、吃得剛剛好,然後給身體一點時間去執行它該做的事——這樣,減重才會變得自然。

【附錄篇】

28
飲食×運動搭配小撇步

該吃時吃，該動時動，減脂事半功倍！很多人減重時會問：「我該先吃再運動，還是運動後再吃？」「做核心運動可以不吃東西嗎？」「早餐吃很飽了，晚上還要運動嗎？」

其實，飲食和運動不是互相抵銷，而是互相幫助。只要搭配得好，吃的熱量不會囤積，還會變成燃燒脂肪的助力！

我的實戰原則是：吃飽→動得剛好→穩定代謝

狀況	建議做法與說明
早上沒吃就運動	☑ 可做輕運動如伸展、快走，不建議做高強度訓練（可能肌肉流失）
吃完早餐 2 小時後	☑ 最適合做核心運動或 30 分鐘快走，有力氣、也不容易累
午餐之後想活動	☑ 建議快走、爬樓梯運動、簡單重量訓練，幫助血糖下降
晚餐前運動	☑ 幫助控制食慾、晚上不會暴吃，特別適合飯前做 10 分鐘核心運動
晚餐後想散步	☑ 完美選擇，幫助消化與睡眠，建議 30 分鐘輕快步行即可

小撇步 1：運動時間 ≠ 越久越好

與其一週運動1次2小時，不如每天10〜15分鐘做對肌群。我會選擇能強化核心＋縮腰圍的動作為主，例如：

- 仰臥起坐＋抬腿（交替進行）
- 平板撐（搭配呼吸）
- 高抬腿快走或蛙人操（活化下半身）

這些動作不只是燃脂，還能讓內臟位置往上、讓肚子平坦、也更好睡！

小撇步 2：運動後不要馬上吃甜食！

運動完後，很多人會覺得自己「很乖」，於是來一杯手搖飲或蛋糕犒賞自己……這樣就前功盡棄啦！如果真的運動完會餓，請選擇以下補充方式：

- 無糖豆漿＋堅果1小把
- 蛋白質補充粉（不加糖）
- 一顆水煮蛋或無糖優格＋赤藻糖醇＋肉桂粉

這些不但補足能量，也不會讓你血糖飆高。

小撇步 3：減重不是靠爆動，是靠能持續的節奏

妳只要每天吃得對、動得剛剛好，就夠了。運動的目的不是讓你瘦一公斤，而是：

☑ 讓身體肯代謝
☑ 讓你不再怕吃東西
☑ 讓你慢慢緊實、而不是鬆垮消瘦
☑ 吃得對＋動得巧，才是減脂長久之道

簡易「飲食 × 運動對照表」

吃的時間／內容	建議運動類型	搭配訣竅
早餐前（空腹）	輕快走、伸展操	時間不超過 20 分鐘，避免激烈運動
早餐後 2 小時	核心運動／燃脂快走	肚子有力氣，燃脂效率最高
午餐後 1.5～2 小時	樓梯運動、小重量訓練	幫助消化＋加強肌肉線條
晚餐前 30 分鐘	仰臥起坐、抬腿、平板撐	可抑制食慾＋拉高基礎代謝
晚餐後 30～60 分鐘	散步或瑜伽	幫助睡眠、降低壓力型暴食風險
19:00～21:00	散步或進行核心運動	仰臥起坐、抬腿、平板撐等，時間不長但有流汗感
22:30～23:30	準備入睡，不再進食	若餓可喝無糖豆漿或無糖堅果飲，不吃固體食物

「吃，是為了讓身體變強；動，是為了讓脂肪離開。真正的減重不是逼迫自己，而是開始照顧自己。」

29 我的保健食品補充清單

　　精選我親身實測、有根據、有幫助的營養輔助工具。減重的主角永遠是「吃對食物＋穩定作息」，但當身體進入停滯期，或壓力太大導致想吃東西、代謝變慢時，選對保健食品就像給身體加一點外援小助攻。

　　這裡不是推銷，我是一個會看成分、查研究、親身實測的醫藥記者。以下是我根據減重關鍵需求分類的實際補充清單，讓讀者根據自己的狀況挑選，不再亂花錢，也不走冤枉路：

抑制食慾／穩定血糖

成分名稱	功效說明	使用提醒
白腎豆萃取	抑制澱粉酵素作用，減少醣類吸收	飯前 10～15 分鐘吃效果較佳
藤黃果萃取	幫助提升飽足感、延緩脂肪合成	不建議空腹或睡前服用
鉻元素	穩定血糖波動、降低餐後嘴饞感	建議與含醣餐搭配食用
肉桂萃取	幫助胰島素敏感度、對抗「糖後昏沉」	早餐或午餐後補充最合適

幫助脂肪代謝／提升基礎代謝率

成分名稱	功效說明	使用提醒
CLA 共軛亞麻油酸	幫助降低脂肪生成、促進脂肪燃燒	建議搭配運動一起使用
綠茶兒茶素	幫助脂肪氧化、抗氧化力強	不宜晚上吃，避免影響睡眠
左旋肉鹼	幫助脂肪運送到粒線體，提高有氧燃脂效率	空腹或運動前吃效果較佳

抗壓／助眠／穩定情緒

成分名稱	功效說明	使用提醒
GABA	幫助放鬆神經、提高睡眠品質	建議睡前 30 分鐘服用
鎂元素	放鬆肌肉、穩定情緒、對女性經前也有幫助	可與晚餐或睡前一併補充
酪胺酸	穩定多巴胺與正腎上腺素，降低焦慮進食行為	午餐前吃最不影響睡眠

保腸胃、幫助消化與吸收

成分名稱	功效說明	使用提醒
益生菌	維持腸道菌叢平衡、幫助排便與減少發炎	空腹服用或與常溫水搭配
消化酵素	幫助分解蛋白質、脂肪與澱粉，減少脹氣	飯前 5～10 分鐘服用效果最佳

瑞玲姐的補充原則小提醒

- 「有效」不代表「適合每一個人」,建議一次只嘗試一類、觀察2～4週再決定是否繼續。
- 空腹、飯前、睡前這些時間點差別大,不看說明書亂吃真的會沒感覺。
- 不建議全靠保健食品減重！它們是配角,讓你在做對的事情時更順利,而不是靠它來取代飲食與運動。

我不再碰的「看起來很天然、其實很危險」產品:

產品類型	問題說明
含有西布曲明、麻黃鹼、酚酞的假藥型產品（如望江南）	曾造成我心悸、掉髮、腹瀉,短期雖瘦,卻對心血管與神經系統造成巨大壓力,還有傷肝傷腎風險
標榜「純中藥」「吃了就瘦」但沒清楚成分標示的藥膳粉	成分不明,疑似摻藥,多數屬違規產品,吃了反而更焦慮、腸胃失調
高劑量利尿型保健食品	會讓人以為體重下降,其實只是水分流失,長期易脫水與電解質失衡

我的補充原則是這樣的:

1. 只挑有文獻佐證、有來源標示、有劑量規範的產品
2. 不全依賴,但有需要時適時補充

【附錄篇】

3. 定期停用、觀察身體變化,不讓任何產品成為依賴

　　這些產品我吃過也後悔過,甚至差點傷到身體。也因此,我更願意仔細看標籤、讀研究、試出真正有效又安全的輔助食品。

　　但保健品不是魔法,而是你努力時的好幫手。瘦得健康、不靠奇蹟、只靠選對。

> **結語:讓身體知道,你是來幫助它,而不是懲罰它**

　　減重最怕的不是沒瘦,是「用錯方法瘦、最後反彈得更快」。你願意善待身體,它就會在你最需要的時候回報你。這些保健食品只是工具,真正能幫你變瘦的,是你每天一次次做出正確選擇的自己。

Orange Health 20

用好習慣打造易瘦體質

減重，不是靠意志力，是要提高基礎代謝

作者：王瑞玲

出版發行

作　　者	王瑞玲	
總 編 輯	于筱芬	CAROL YU, Editor-in-Chief
副總編輯	謝穎昇	EASON HSIEH, Deputy Editor-in-Chief
業務經理	陳順龍	SHUNLONG CHEN, Sales Manager
美術設計	點點設計 × 楊雅期	
製版／印刷／裝訂	皇甫彩藝印刷股份有限公司	

編輯中心

橙實文化有限公司 CHENG SHI Publishing Co., Ltd
ADD／320013桃園市中壢區山東路588巷68弄17號
No. 17, Aly. 68, Ln. 588, Shandong Rd., Zhongli Dist., Taoyuan City 320014, Taiwan (R.O.C.)
TEL／（886）3-381-1618　FAX／（886）3-381-1620
粉絲團 https://www.facebook.com/OrangeStylish/
MAIL: orangestylish@gmail.com

全球總經銷

聯合發行股份有限公司
ADD／新北市新店區寶橋路235巷6弄6號2樓
TEL／（886）2-2917-8022　FAX／（886）2-2915-8614

初版日期 2025年8月